レジデントのための
ビジネススキル・マナー

医師として成功の一歩を踏み出す仕事術

55

松尾 貴公

聖路加国際病院感染症科 /
テキサス大学 MD アンダーソン
がんセンター感染症科

医学書院

レジデントのためのビジネススキル・マナー
―医師として成功の一歩を踏み出す仕事術 55

発　行　2024 年 3 月 15 日　第 1 版第 1 刷©

著　者　松尾貴公

発行者　株式会社　医学書院
　　　　代表取締役　金原　俊
　　　　〒113-8719　東京都文京区本郷 1-28-23
　　　　電話　03-3817-5600（社内案内）

印刷・製本　三美印刷

ISBN978-4-260-04795-1

序

　私は 2011 年に医学部を卒業し、研修医になってから数え切れないほどの失敗を経験してきました。その一つが社会人としての礼儀やマナーです。研修医としての最初の数か月が過ぎた 1 年目の 8 月のことです。ビジネス書の著名な講師によるリーダーシップ講座に参加する機会を得ました。その講座は非常に充実した内容で、満足のいく学びを得ることができました。しかし、講座終了後の懇親会で、他の参加者が次々と名刺交換をし、交流を深めている中、私は名刺入れを持参していませんでした。それどころか、名刺すらそれまでに作ったことがなく、その場をどうやって乗り切るべきか大変戸惑っていました。そこである企業の社長が「医者って常識を知らない人が多いよね」とつぶやいたのを聞きました。その一言が私にとって強烈な印象を残し、大変気まずい思いをさせられました。

　私は恥ずかしながら、指導医からの指示に対して「了解しました」と言う言葉が失礼にあたることを知らずに多用していました。また、友人の結婚式の場でお世話になった先輩にビール瓶を持ってお酒を注ぎに行くことがマナー違反であることを知りませんでした。その他にも例を挙げれば切りがありません。幸いにも、私はこのような失敗を指摘してくれる指導医や、周囲の環境に恵まれていました。そのたびに恥ずかしい思いをしましたが、それらの経験は非常に貴重でした。

　私はこれまで聖路加国際病院で多くの研修医と接する中で、医学部卒業後にすでに社会人としての基本的なマナーや礼儀を身に付けている人もいますが、前述のように私と同様の失敗をしている研修医が少なくないことに気づきました。一般的なビジネススキル書は多く存在するものの、忙しい臨床現場の中でこれらを読み込む時間がなかなか作れないという研修医からの声を聞きました。

　研修医生活を乗り切るためのもう一つの重要なスキルとして私が大きく感じたことは、医師としての仕事術です。決して仕事が早い方ではなかった私は、同じタスクをこなすのに、どうして周囲の同期はこんなにも仕事が早いのだろうと疑問に思ったことが何度もありました。よく話を聞いてみると、それぞれがタスクを早く効率的にこなし、学びを最大限にするための工夫や仕事術を持ち合わせていることにも気がつきました。

　そこで、2014 年に内科チーフレジデントを務めた際に、毎週土曜日の朝に行われる研修医向けの教育レクチャーの最後の 5 分を利用して、ビジネスマナーや研修医として必要なスキルについて学ぶ機会を設けました。そのために、自分自身がまずマナーや仕事術に関する書籍を熟読し、都内で開催されるセミナーに何度

も参加し、そこで学んだスキルを共有しました。医学部を卒業し、研修医としての道を歩む皆さんは、社会人としてさまざまな責任を担うことになります。企業に入職した会社員は、新人研修で一通りの社会人としての基本的なマナーや仕事術を系統的に学ぶことも多いですが、医師にはこのような機会が少ないのが現状です。その結果、医師以外の職種の人と接したり、患者さんやその家族と関わったりする中で、恥をかいてしまったり、中にはトラブルにいたってしまったりするケースも少なからずあります。したがって、皆さんは初期・専門研修医の期間に診療のスキルを身に付けることと同様に、あるいはそれ以上に、社会人としての基本的な礼儀やマナー、仕事術を身に付けることが必要不可欠です。

　本書では、前半で社会人として必要な、基本的な心得や、院内・院外で必要なマナーについて説明し、後半では忙しい日々の日常業務の中、医師として自己成長を成し遂げていくために必要な仕事術について解説しています。これまでの自分の失敗やうまくいかなかった経験を振り返り、自分が研修医だったらこのような情報が欲しかったと思う内容を前述のレクチャーの内容をもとにボリュームを大幅に増やしまとめました。また、忙しい皆さんが一から読み進めるのではなく、自分に必要なトピックから読めるように、目次を分かりやすく示しました。

　本書を通じて、自分の失敗から学んできた社会人としてのマナーや、周囲から学んできた仕事術を皆さんに少しでも早い段階で共有することにより、皆さんが社会人として良いスタートを切り、医師としてのキャリアを成功できるお手伝いができれば幸いです。

　　　　　　　　　　　　　　　　　●

　本書の執筆において、アイディアの発案や企画、繰り返しの校正に親身に継続的にサポートしてくださった医学書院の藤島氏には心から感謝申し上げます。また、これまで多くのフィードバックやご指導をいただいた諸先輩方、さまざまなアドバイスや質問をくれた同期や後輩の皆さん、そして普段から自分にさまざまな気づきをもたらし、常に支えてくれる妻と家族にはこの場を借りて感謝の意を表したいと思います。

　2024 年 1 月

　　　　　　　　　　　　　　　　　　　　　　　　　松尾貴公

目次

3 章　病院外での応用スキル・マナー

なかなか教えてもらえない院外で役立つテクニック

4 章　医師として差がつく汎用スキル

さまざまな場面で役立つ身に付けておきたいテクニック

装丁：株式会社アプリオリ　　イラスト：後藤亮平（BLOCKBUSTER）

1章

社会人としての基本スキル・マナー

医師としての心構えとまず身に付けるべき習慣

1 社会人としての心構え

医学生からの脱却！ 与えてもらう側から与える側へ

自覚する

POINT

☑ 医師として働く意味を考えよう
☑ 医学生と研修医の8つの違いを知ろう

　さて、医学生から研修医になった皆さんは、社会人として役割や生活が大きく変化します。この章では、医師として働く役割について具体的に見ていくことにしましょう。これまでは与えてもらうことが多かった学生時代から、これからは社会に還元していく役割へと変化します。医学生と研修医の大きな違い以下に具体的に見ていきましょう（表1）。

表1　医学生と研修医の違い

	医学生	研修医
目的	知識や技術を得る	知識や技術を活用する
目的を達成するための手段	授業を受ける、教えてもらう	チームで仕事をする
お金	学校に支払う	病院からもらう
時間	比較的余裕がある、休んで周囲に迷惑がかかることが少ない	拘束時間が長い、休むと周囲に迷惑がかかる
人間関係・コミュニケーション	同世代と交流することが多い 自分の好き嫌いで関わる相手をある程度選択することができる	年齢差のある人と交流する機会が多い 多種多様な背景をもった人と関わる 自分の苦手な人とも一緒に働く必要がある
責任	比較的少ない、自己責任	大きい、チーム全体の責任
評価基準	試験の成績	日常の仕事 結果
評価者	先生	上級医・同期・後輩 多職種・患者さん （360度評価）

● 目的

　医学生と研修医の最大の違いは目的です。学ぶことが本業である医学生と違い、研修医は学んだことを目の前の患者さんに活用しなければなりません。

● 目的を達成するための手段

　上記の目的を実践するために、医学生は決められたカリキュラムの中で一定の知識や技術を取得する必要があります。一方、研修医として知識や技術を引き続き学びながらも、実際にチームの中で医療を実践するという行為を主とします。

● お金

　学生時代は、お金を学校に支払うことにより学ぶ場所や環境を得ます。一方、社会人としての研修医は病院で仕事をすることにより、自分が行ったことに対する対価を得ます。したがって、仕事を行わずにサボっていては対価としての給料を得ることは本来できないのです。

● 時間

　学生のうちは相手との約束をキャンセルしてもそれほど大きな問題とはなりません。しかし、社会人としての時間は周囲に大きな影響を与えることになります。時間に対する意識が大きく異なります。

● 人間関係・コミュニケーション

　学生時代は、自分の共通の趣味や気が合う人を選びながら人間関係を構築することがある程度可能でした。しかし社会人になると、病院の中でのチームや、さまざまな背景を持つ患者さんやその家族など、自分の好き嫌いにかかわらず多くの人とコミュニケーションを取る必要があります。

● 責任

何らかの問題が起こったときに自分自身や身内が責任を負っていた学生時代と異なり、社会人では責任は個人のみならずチーム全体や病院としての責任となります。

● 評価基準

学生時代は試験の成績が評価基準であったのに対して、社会人としては日々の行動やプロセス、仕事の結果などのあらゆる項目が評価の基準となります。

● 評価者

学生時代の先生からの評価と違い、研修医としては上級医やコメディカルスタッフ、患者さんやその家族などのさまざまな角度から評価を受けることになります。

参考文献
松本昌子(著)：ゼロから教えて　ビジネスマナー．かんき出版，2008

2 社会人基礎力

人生 100 年時代の 3 つの社会人基礎力とは

準備する

☑ 社会人として「前に踏み出す力」、「考え抜く力」、「チームで働く力」を身につけよう

☑ 振り返りを継続的に実践しながら、自己実現や社会貢献に向けて行動しよう

　皆さんは「社会人基礎力」というものをご存知でしょうか。「社会人基礎力」とは 2006 年に経済産業省により提唱された、**「前に踏み出す力」**、**「考え抜く力」**、**「チームで働く力」**の 3 つの能力（12 の能力要素）から構成されており、「職場や地域社会で多様な人々と仕事をしていくために必要な基礎的な力」のことです。その後、2017 年には、人生 100 年時代においてこれまで以上に長くなる個人の企業・組織・社会との関わりのなかで、ライフステージの各段階で活躍し続けるために求められる力として、「人生 100 年時代の社会人基礎力」が提唱されました。社会人基礎力の 3 つの能力（12 の能力要素）を内容としつつ、自己を認識してリフレクション（振り返り）しながら、目的、学び、統合のバランスを図ることが、自らキャリアを切りひらいていくうえで必要と位置付けられています。

　以下にそれぞれの能力とその要素について示します。

前に踏み出す力＝アクション

　一歩前に踏み出し、失敗しても粘り強く取り組む力。指示待ちにならず、一人称で物事を捉え、自ら行動できるようになることが求められている。

- 主体性：物事に進んで取り組む力
- 働きかけ力：他人に働きかけ巻き込む力
- 実行力：目的を設定し確実に行動する力

考え抜く力＝シンキング

疑問を持ち、考え抜く力。論理的に答えを出すこと以上に、自ら課題提起し、解決のためのシナリオを描く、自律的な思考力が求められている。

- 課題発見力：現状を分析し目的や課題を明らかにする力
- 計画力：課題の解決に向けたプロセスを明らかにし準備する力
- 想像力：新しい価値を生み出す力

チームで働く力＝チームワーク

多様な人々とともに、目標に向けて協力する力。グループ内の協調性だけに留まらず、多様な人々とのつながりや協働を生み出す力が求められている。

発信力：自分の意見をわかりやすく伝える力
傾聴力：相手の意見を丁寧に聴く力
柔軟性：意見の違いや相手の立場を理解する力
状況把握力：自分と周囲の人々や物事との関係性を理解する力
規律性：社会のルールや人との約束を守る力
ストレスコントロール力：ストレスの発生源に対応する力

3 ローテーションの始まり

ローテーション開始時に習慣づける 3 つのこと

準備する

POINT

- ☑ ローテーション先の情報をできるだけ集めよう
- ☑ 事前に指導医と看護師を中心としたコメディカルスタッフに挨拶をしよう
- ☑ 自分なりの目標を書き出してみよう

研修医の皆さんの多くは、約 1〜3 か月の単位でさまざまな診療科をローテーションしていくことが一般的です。数週間経ってようやく慣れた頃には次の診療科に移動しなければならない状況が多くあると思います。業務内容を覚えたり、新しい人間関係を構築したりと皆さんにとって精神的にも身体的にも大変なことと思います。このような状況のなか、スムーズな研修を行うためには短い期間でいかに 1 日でも早くスムーズに仕事ができるようになるかが鍵となります。ここではローテーションを開始するにあたり重要なポイントを 3 つご紹介します。

事前準備を怠らない

既に実践している方も多いと思いますが、まずはローテーション先の情報を仕入れることが重要です。研修を始める前に、すでに該当のローテーションを経験したことのある同期や先輩から事前に準備すべき資料や教材、お作法、コツについての情報を集めることが重要です。日々の業務の流れやカルテの書き方

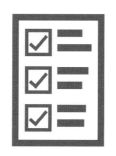

（テンプレートがあれば譲ってもらうことも検討）、日々の回診やカンファレンスで必ず聞かれるポイントや、プレゼンテーション中に必ず含めるべき項目などです。病院や診療科によっては事前に資料として準備されているところもあると思いますが、生の情報をできる限り自分で収集することが大事です。なかには先輩から引き継がれる、指導医対策を含めたローテーションを乗り越えるための秘訣などが盛り込まれたサバイバルガイドなどが存在する施設もあります。

事前挨拶の重要性

　社会人として当たり前のことにもかかわらず意外に実行しない人が多いのが、ローテーションを行う診療科や病棟スタッフに対しての事前挨拶です。指導医の立場からすると、次の週から誰がローテーションを開始するかは気になるものです。直接足を運んで挨拶を述べるのが理想的ですが、難しい場合は院内のメールがあれば前の週の半ばから後半にかけてローテーション開始の挨拶のメールを送りましょう。もちろん病院によって規模や習慣が異なるため、この事前挨拶が必ずしも一般化できるとは思いません。それぞれの病院の文化に合わせながら、皆さんの施設においてどのように事前挨拶ができるかを今一度考えてみましょう。

　また、看護師を含めたコメディカルへのスタッフに対しても同様です。指導医への挨拶はできたとしても、このコメディカルへの挨拶は差がつくポイントです。研修医の皆さんが日ごろの病棟や外来業務で頻繁に接することの多い看護師やコメディカルスタッフと良好なコミュニケーションをとることは、大変重要な要素です。できるだけスタッフの名前と顔をいち早く覚えることに努め、「看護師さん」ではなく名前で呼べるようになることを心がけましょう。検査の追加や薬剤の変更などを伝えたり何か頼みごとをしたりする場面が多くあると思いますが、より受け入れてもらえるかどうかに名前で呼ぶことが少なからず影響を与えるかもしれません。皆さんのなかには忙しいからそんな時間はないと思う人もいるかもしれません。しかし、どれだけ忙しくても短時間で良いので次のローテーションに移る前にこの小さな努力を心がけてみてください。次第に習慣化され、特に意識しなくても当たり前にできるようになるはずです。事前挨拶により上級医にはやる気を見せることができ、また看護師やコメディカルスタッフには顔と名前を早く覚えてもらい信頼を勝ち取るためのさっかけになるはずです。開始初日からスムーズな仕事を行うことができるよう、この事前挨拶は社会人として是非身に付けてもらいたいスキルの1つです。

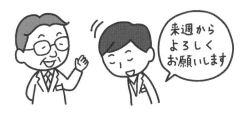

自分なりの目標を立てる

　各ローテーションでは、毎回開始時に終了時までの目標、週単位での中期目標、日々の短期目標を立てることをお勧めします。

　ローテーション終了までに達成したい目標を立てることはもちろんのこと、定められた期間を細かく分解して、振り返りの機会を定期的に設けることでより有意義なローテーションにすることができます。週の目標では1週間の中でどのようなことができたか、またどのようなことをもっと改善することができるかを振り返り、次の週につなげます。そして日々の短期目標では、その日に自分がどのようなことを心がけたいか、どのようなことを学習したいかなどをイメージします。例えば、「今日は担当患者さんの現在の問題である低カリウム血症についてしっかり把握し、人に説明できるようになろう」「カンファレンスで必ず質問してみよう」「爽やかな挨拶を心がけよう」など、何でも結構です。できれば自分が目に見えるように記録に残し、後に述べる振り返りがしやすいようにしましょう。

4 ローテーション終了時

ここで差がつく終了時にやるべき3つのこと

#振り返る

POINT

☑ 症例の振り返りと自分のパフォーマンスを自己評価しよう
☑ フィードバックを自ら能動的にもらいにいこう
☑ ローテーションが終わって一息着く前に事後挨拶を忘れずにしよう

次に、ローテーション終了時に心がけることについてです。1つの区切りでほっと一安心している人も多いと思います。あるいは次に回る診療科の準備のことで頭がいっぱいになる人も少なくないと思います。ここでは、ローテーション終了時にやると差がつく2つの重要なポイントについて解説します。

自分なりの振り返りを行う

自分が経験できた手技や症例に関してはできるだけ小まめに記録していくようにします。後でまとめて記入しようと思っても記憶は曖昧になります。自分の経験した手技や症例を可視化することで、自分のマイルストーンを逐次確認することができます。経験できなかったものに関しては、必要に応じて早めに指導医と相談することでその後の別のローテーション期間に補塡するなど、対処できる可能性があります。症例の振り返りは、後々同様の症例に会ったときに必ず役に立ちます。また、日々の疑問点で解決できていなかった内容があれば時間が許す限り早めに消化するようにしましょう。さらには、自分なりにローテーション中にうまくできた点やもう少し改善することができた点をできるだけ思い起こし、記録として書き留めるようにします。この自分なりの細かな振り返りは、自分を成長させるうえでの最も重要なコツの1つであると言っても過言ではありません。

フィードバックをもらいにいく

1つのローテーションが終わったら、必ず指導医に自分からフィードバックをもらうようにします。研修施設ではフィードバックがなされることが必須になっていますが、忙しい臨床現場で診療科や施設によっては形式的なものだけ

で実際にされないこともあります。研修医として周囲からのフィードバックは成長のための絶好の機会です。学生だったこれまでと違い、社会人として自分に対するフィードバックを受ける機会は自然に減ってきます。年次が上がるにつれ、自分に対して注意してくれたり改善のための提案をしてくれたりする人は必然的に少なくなるのです。自分では気づかない改善点を修正するために、他人から客観的に評価してもらうことはとても重要なことです。皆さんの施設でフィードバックがなされない場合は、能動的に指導医にフィードバックの場を設けてもらえるように依頼しましょう。自分の良かった点や改善すべき点などの振り返りを行うことにより、次のローテーションに向けてまたひとつ前に進むことができます。

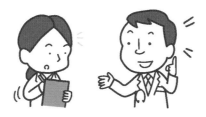

事前だけではなく終了時(事後)挨拶も重要

　前の項で述べたローテーション前の指導医やコメディカルスタッフへの挨拶と同様に、ローテーション後にも挨拶を必ず行うようにします。その診療科での研修が終わったとしても、その後のローテーションでもお世話になる機会は必ずあるはずです。看護師さんが研修医の評価表を記入する際に「あれ？　この研修医、もうローテーション終了したんだっけ？」とつぶやいている場面に出くわしたことが何度かあります。お世話になったスタッフには必ず感謝の意を述べましょう。社会人として当たり前のことですが、意外に適切になされない場面も少なからず見受けられるため、実は差がつくポイントです。

5 雑用力

人がしたくないことをいかに率先して丁寧にこなすことができるか

習慣化する

POINT

- ☑ 雑用は周囲の信頼を獲得する最大のチャンスである
- ☑ 雑用から学びを得ることができる
- ☑ 雑用を上手にこなす人は仕事の優先順位を考えることができるようになる

雑用を積極的にやる人は信頼される

研修医として勤務を始めると、想像していた以上に多くの業務に追われます。患者さんの診療だけでなく、サマリー作成や診断書・診療情報提供書などの書類仕事もたくさんこなす必要があります。なぜ自分がやらなければならないのだろうと思う場面も、皆さんの日々の臨床業務で多かれ少なかれ経験していると思います。

● 実は評価される雑用

雑用と言うと雑にこなしても良い仕事と思う人もいるかもしれません。しかし実際には、雑用ほど丁寧にこなすことができるかが周囲と差をつけるポイントです。

あなたが上の立場になったとき、何かを後輩に頼む場面を想像してみてください。嫌な顔をせずに積極的にこなしてくれる後輩には、次に何かチャンスが訪れた際に任せてみたいと思う可能性が高くなります。「いつもコツコツと頑張ってくれるあの人なら、しっかりやってくれるに違いない」「あの人は雑用ですら丁寧にしてくれるから、他の仕事も丁寧にしてくれるだろう」「この仕事は直接の担当ではないけど、あの人をメンバーの一員に迎えたい」などと、上級医から抜擢されたり、思わぬチャンスを得たりすることがあるかもしれません。雑用で手を抜く人は、重要な仕事でも手を抜いてしまう可能性が大きいのです。誰もがしたくないような仕事をいかに率先してできるか、丁寧にできるかが社会人としての周囲からの信頼を勝ち取るための1つのステップになることがあります。

●「雑用」でも何かの役に立っている

過去に10回の全国優勝の実績をもつ、高校サッカー界で有名な長崎県国見高校の元監督である、故・小嶺忠敏監督の雑用に関する考え方を紹介します。

国見高校に就任した際には弱小だったチームを育てあげるのに、まずは部員に他の高校に練習試合に行ったときに相手校の掃除を徹底的にさせることから始めました。弱小チームは練習試合すら申し込まれなかったのが、このような行動の積み重ねによって少しずつ対戦相手として認められ、練習試合に呼ばれるようになり、この「サッカーを通じて人を育てる」という考え方に共感した多くの学生が国見高校に集まるようになりました。人として大切な挨拶や礼儀を重んじ、人がやりたくないことを率先してやるという教えは、チームのために献身的に働く原動力となり、次第に強力なチーム作りに成功しました。

医療界でも同じだと考えます。1人の力では患者さんを治すことはできません。多職種からなるチーム全体で患者さんのケアにあたることが、医療の質を高めることを可能にします。そこでは1人ひとりがチームのためにできることを考える必要があります。雑用と思う仕事でもきっと誰かの役に立っているはずなのです。小さなことから自分が今できることを考え、不満なく実践していくことは特に研修医時代に大事なことといえます。

雑用からの学び

● 思いがけないスキルの修得や発見がある

雑用をこなしていく際に、思いがけず新たな発見をすることがあります。

例えば、あなたがカンファレンスのためのパソコンやモニターの準備を担当したとします。毎回、他の研修医よりも先にカンファレンスの会場に行って、準備をすることが負担に思うかもしれません。しかし、モニターの接続に詳しくなり、プロジェクターやパソコンにトラブルがあったときにどのように対応するかなど、トラブルシューティングの技が身に付くことで、将来別の場面でこのスキルが役に立つかもしれません。

他にも上級医から臨床研究のデータの収集の手伝いを頼まれたことがあったとします。カルテから患者さんの情報をひたすら抽出する作業に時間がかかり、苦痛に思うかもしれません。しかし、この繰り返しの作業から、その疾患に詳しくなり、傾向を理解し新しい発見があるかもしれません。

● タイムマネジメントの修得に役立つ

　また、雑用をこなすことでさらにもう１つのメリットがあります。雑用を含めたさまざまなタスクを抱えた場合に、必然的に仕事の優先順位をつける必要が出てきます（別項 47「マルチタスク vs シングルタスク」を参照）。どのタイミングでこなすか、スピード・時間帯など自分なりに工夫することが求められ、結果的に仕事の段取り術が自然と身につくようになります。ある人は隙間時間を利用して少しずつ片付ける人もいるでしょう。また比較的簡単な作業かつ短時間で済むならば、１日の始めに重要でない雑用を先にこなし、助走をつけてから重要な仕事にじっくりと取り組む人もいるかもしれません。自分の仕事のパターンや相性とあわせて少しずつ雑用でも効率的にこなすことができるようになるはずです。

　雑用を自ら進んでやる人は、自分から何か仕事を見つけようと能動的に動くことができる人が多いと思います。また、どのように作業を進めたら効率的かを考える癖がつきます。上から指示を待って始めて動く指示待ち人間と、自分から仕事を見出す人では大きな差が生まれます。短期的には自分の時間が奪われているという感覚から「雑用＝負の要素が大きい」と思う人も少なくないかもしれません。「なぜ自分がしなければならないんだ」と愚痴をこぼす研修医を見かけることも少なくありません。しかし、このように長期的な目線を持ち、ぜひとも人がやりたくないような仕事に積極的に手を挙げることが重要です。愚痴をこぼしそうになったときこそ、いつか自分のためになると信じてこなしてみることをお勧めします。上級医の期待を上回るぐらいの気持ちで雑用に取り組んでみてください。

6

時間を守る

小さな心がけがあなたへの信頼感を大きく動かす

習慣化する

- ☑ 5分の遅れと1時間の遅れの違いを意識しよう
- ☑ 時間を守れる人かどうかが周囲から見られていることを理解しよう
- ☑ 指摘されなくなる前に早いうちから時間に対して自分に厳しくなろう

「時間を守りなさい」と幼い頃からよく言われてきた経験がある人も多いのではないでしょうか。「少しぐらい遅れてもいいや」「ギリギリまでこっちの仕事を片付けていこう」。あなたが時間に遅れることがどれくらい他へ影響を及ぼしているのでしょうか。また、時間を守ることがあなたのイメージの形成にどれぐらい寄与しているのでしょうか。時間を守ることに関する重要性を今一度ここで一緒に学んでいきましょう。

5分の遅れと1時間の遅れはどちらの責任が重い？

さて、何かの会に5分遅れるのと1時間遅れるのではどちらの責任が重いと思いますか。正解は前者です。1時間の遅れは予定自体を忘れていることを除き、何か自分だけの要素ではない特別な事情や理由があった可能性が高いです。一方、5分の遅れはあなたのタイムマネジメントに原因があります。「会の直前に電話がかかってきて対応していた」「エレベーターで指導医の先生に話しかけられて話していたら遅れた」という場合があるかもしれません。しかし、あなたの行動を5分、10分早めて計画できなかったかどうかを今一度振り返ってみてください。多少の予定外のことも想定して余裕をもったスケジュール管理を心がけることにより、5分の遅刻を大幅に減らすことができます。もちろん1時間遅れる場合には、会に参加する人にあらかじめ伝えておく必要があるのは言うまでもありません。

時間を守る/守らないことの影響は軽くない

● 5分の遅刻が与える影響

　5分の遅れの影響は、会の最初の部分に参加できなかったという軽いものだけでありません。あなたの遅刻のために最初の5分の内容を要約するため再度話題が振り出しに戻り、終了時刻が5分延びることにより全体に迷惑がかかってしまいます。10人集まる会だとそれぞれ1人ひとりの5分をあなたが奪っていることになり、5分×10人＝50分もの時間を奪うことになります。

● 時間を守る人という評価は信頼関係を産む

　あなたが時間を大切にして遅刻をしないようにしたり、仕事の期日をしっかり守るようにしたりする普段からの心がけは、仕事面において周囲からの信頼関係を築き上げることができます。「この人は相手の時間を大事にしている」「この人に頼めば確実に期日内にやってくれる」などという周囲からの評価により、さまざまな良いチャンスが回ってくる可能性があります。逆に時間を守らない人という印象は、良い仕事が回ってこなくなり数々のチャンスを逃してしまいます。

● 遅刻は常習化しやすい

　遅刻は一度行ってしまうと何度もしてしまう常習性の高いものです。さらに怖いのが、立場が上になればなるほど誰も注意してくれなくなることです。研修医や若いうちは遅刻すると上級医から指導を受けることになります。しかし教育や指導を受ける時期を過ぎると、社会人として誰も注意してくれなくなり信頼を失っていくだけです。ルーズと思われないような時間感覚を身につけるようにしましょう。

終了時刻も遵守する

　例えば、研修医の皆さんが医学生に対して勉強会を企画してレクチャーを行ったとします。30分の予定が、熱が入るあまり40分、50分、1時間と予定時間を大幅に超えてしまう光景を目にすることがあると思います。本人は良か

れと思っていても参加者の時間を奪うことになるということを忘れないように
しましょう。開始時間を守ることが重要なのは皆さんも認識している通りです
が、終わる時間を守ることも同じように重要です。「時間だから終わろう」と言
えるのは、仕切っている上の立場にいる人しかいません。その後に予定がある
参加者もいるために相手の時間を大事にし、終了時刻をきっちり守るように心
がけましょう。これから社会人として一生必要なスキルの 1 つです。

2章

医療者としての必須スキル・マナー

効果的なコミュニケーションと実践テクニック

7 身だしなみの心構え 1　白衣編

毎日着る白衣だからこそ、注意点をおさえよう

身だしなみ

☑ 常に患者さん中心の目線に立って身だしなみを整えよう
☑ 白衣の着こなしチェックをしよう

　さて、日々の日常業務のなかで大事なものの１つとして身だしなみがあります。皆さんは研修医としてどれくらい身だしなみを心がけているでしょうか。多くの人は特に意識しなくても自然と適切な身だしなみができていると思います。しかし、ここで改めて社会人としての身だしなみをしっかりおさえるようにしましょう。

見だしなみは、思っている以上に見られている

　皆さんが患者として病院を受診した経験があれば思い出してみてください。あなたが想像する以上に患者さんはあなたの言葉遣いや身だしなみを見ています。
　まず医療現場の身だしなみで大切な３つのポイントを紹介します。

・清潔感
・見た目
・機能性

● 清潔感

　医療現場の身だしなみで最も最も重要なポイントが清潔感です。白衣の袖口や靴が汚れていたり、爪が伸びすぎていたりしませんか。例えばあなたが外来で患者さんに重要な病気の説明をする際に、清潔感のない身だしなみは患者さんにマイナスの印象を与えてしまいます。髭が不精に伸びている研修医もよく見かけます。眼鏡をかける人は眼鏡のレンズが汚れていては清潔感が失われてしまうため、定期的なお手入れを心がけましょう。体臭や口臭のお手入れも清潔感を保つうえでは重要です。

● 見た目

　清潔感とも共通するものですが、外見の印象は非常に重要です。特に研修医によく見られるのが寝癖です。当直中などやむを得ない場合を除いて社会人として寝癖はしっかり整えて出勤するようにしましょう。また、派手な色のシャツやスニーカー、時計も医療現場では NG です。結婚指輪を除いてできるだけ業務の邪魔になるアクセサリーは仕事中は外しておきましょう。香りの強い香水をつけることも相手の視点に立って控えるようにしましょう。

● 機能性

　フットワークが命である研修医がカジュアルなブーツやサンダルを履いているのをたまに見かけます。歩きやすさを重視し機能性のある靴を選びましょう。

COLUMN

◎ 白衣 vs スクラブ

　研修医の皆さんのなかには普段スクラブをメインに着ている人も多いかと思います。まずはそれぞれの病院の方針や文化に従うようにしましょう。特に決まりがない場合、上記のように清潔感を持ってそれぞれをしっかり着こなすことは言うまでもありません。患者さんからどのように見られているか、どの服装が最も好印象であるかは大変興味深いテーマです。白衣、スクラブ、シャツなどの医者の身だしなみをどのように感じるかを調査した日本の多施設研究があります。2015〜2017 年に日本の 4 つの市中病院で行われた研究によると、合計 1,960 人の参加者のうち 61％が医師の服装は重要であると回答し、約 2/3 が白衣が病院内では最も適切であると回答しました。しかし、救急外来や外科では白衣を着ずにスクラブを着ることが好ましいと回答する傾向もみられました。また、興味深いことに 65 歳以上の参加者はフォーマルな白衣が適切であると回答した割合が 65 歳未満の参加者より多いこともわかりました。また、日本の医師の服装が、患者さんの満足度に与える影響は他の国々（米国やスイス）と比較して割合が高いことも述べられています。このように、それぞれの病院や地域、年齢によって傾向は異なるとはいえ、患者さんがどのように医師の服装を感じているかを意識することは患者さんの満足度につながる重要な要因の 1 つであるといえます。

白衣を着る際のポイント

　皆さんの病院によってさまざまな方針があるかと思いますが、一般的に白衣を着る際のいくつかのポイントを意識しましょう。

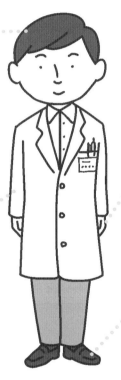

頭部・顔
- 寝癖はないか
- 髭は定期的に剃ってあるか
  または整えられているか
- 眼鏡に汚れがないか

手指・腕
- 爪が伸びていないか
- 時計が派手ではないか

服装
- 白衣にシワやシミがないか
- 袖や襟元が汚れていないか
- 前のボタンは止めているか
- 下に着ているシャツは派手
  ではないか
- 白衣のポケットに入ってい
  るペンは整っているか
- 名札はしっかり患者さんの
  見える位置にあるか

足元
- 靴下や靴が派手な色や
  デザインではないか
- 靴に汚れはないか
- 靴のかかとがすり減っ
  ていないか

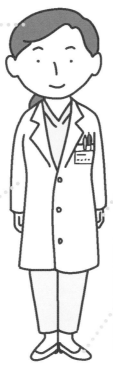

頭部・顔
- 寝癖はないか
- 長い髪はまとめているか
- 眼鏡に汚れがないか

服装
- 白衣にシワやシミがないか
- 袖や襟元が汚れていないか
- 前のボタンは止めているか
- 胸元が開きすぎていないか
- 下に着ているシャツは派手ではないか
- 白衣のポケットに入ってるペンは整っているか
- 名札はしっかり患者さんの見える位置にあるか
- アクセサリーは派手すぎないか
- 香水が強すぎないか

手指・腕
- 爪が伸びていないか
- 時計が派手すぎないか

足元
- 靴下や靴が派手な色やデザインではないか
- 靴に汚れはないか
- 靴のかかとがすり減っていないか
- ヒールの高い靴を履いていないか

参考文献

- Kamata, K, et al：Patient Preferences for Physician Attire：A Multicenter Study in Japan. J Hosp Med 15（4）：204-210, 2020
- 西出ひろ子（著）：改訂新版 入社1年目ビジネスマナーの教科書. プレジデント社, 2023
- 古谷治子（著）：〈イラスト＆図解〉社会人1年目の仕事とマナーの教科書. かんき出版, 2019
- 北條久美子（著）：図解 仕事の基本 社会人1年生大全. 講談社, 2018

8 身だしなみの心構え 2　スーツ編

清潔感を意識してフォーマルな場にふさわしい着こなしを

身だしなみ

POINT

☑　学会で適切にスーツを着こなそう
☑　第一印象を意識！　清潔感を最優先にしよう

　普段皆さんが医療現場で働く際の白衣の着こなしに関しては前項で触れました。今回は、スーツの着こなし方を紹介します。皆さんがスーツを着ることがある機会は、学会や院外での勉強会などのフォーマルな場面、結婚式やパーティーなどのビジネス以外での場面が最も多いと思います。スーツの着こなしはあなたの教養を表す重要な要素です。スーツを着る機会が学生時代と比べて今後ますます増えてくると思いますが、ここでは前者のフォーマルな場面でのスーツの着こなし方について以下にいくつかの重要なポイントを解説していきます。

　白衣の着こなし方と同様に、スーツを着るうえで清潔感を意識することは大前提です。繰り返しますが適切な身だしなみは相手に安心感や信頼感を与えることができます。第一印象が非常に重要です。

　まずはシワやシャツの袖・襟元など汚れがないかチェックしましょう。スーツを着る目的は決して目立ったりオシャレに着こなして注意を引きつけたりするためではなく、社会人としてその場にふさわしい姿で適切に着こなし、周囲との調和を図るためです。

色
・ビジネスでは無地が無難
　（派手なストライプは避ける）
・濃いネイビーやグレーなど

ネクタイ
・ビジネスシーンであれば派
　手ではないもの
・ストライプや細かいドット
　など

ワイシャツ
・清潔感のある白が無難
・首回りや袖のシワ・汚れが
　ないかチェックする

袖口
・1cm ほど見えるぐらいが
　ベスト

ボタン
・ほつれがないか
・一番下は外す

頭部・顔
・寝癖はないか
・髭は定期的に剃ってある
　か，または整えられてい
　るか
・眼鏡に汚れがないか

ベルト
・黒か茶色で靴と揃える

パンツ
・シワがないか
・丈が短すぎないか

手指・腕
・爪が伸びていないか
・時計が派手ではないか

足元
・靴下や靴が派手な色や
　デザインではないか
・くるぶし丈の靴下は NG

靴
・汚れはないか
・靴のかかとがすり減っ
　ていないか
・爪先が尖りすぎている
　ものは NG

小物
・名刺入れや財布はシンプル
　なものを
・鞄は靴と同色が望ましい

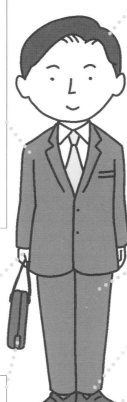

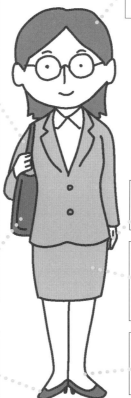

色
・ネイビー、ベージュ、グレーなど派手でないもの

ブラウス・インナー
・清潔感のある白系（オフホワイト・パールカラー）が無難
・首回りや袖のシワ・汚れがないかチェックする
・胸元が見えないように襟は開けすぎない

袖口
・1cm ほど見えるぐらいがベスト

ボタン
・ほつれがないか

頭部・顔
・長い髪はまとめているか
・寝癖はないか
・メイクが派手でないか
・眼鏡に汚れがないか

手指・腕
・爪が伸びていないか
・時計が派手ではないか

パンツ
・シワがないか
・丈が短すぎないか

スカート
・膝が隠れるくらいの丈

小物・アクセサリー
・名刺入れや財布はシンプルなものを
・鞄は靴と同色が望ましい
・アクセサリーは派手すぎないか
・香水が強すぎないか

靴
・プレーンパンプスが基本
・ヒールが高すぎないように注意
・汚れはないか
・かかとがすり減っていないか

足元
・靴下や靴が派手な色やデザインではないか
・くるぶし丈の靴下は NG

参考文献
・西出ひろ子（著）：改訂新版 入社 1 年目ビジネスマナーの教科書．プレジデント社, 2023
・古谷治子（著）：〈イラスト＆図解〉社会人 1 年目の仕事とマナーの教科書．かんき出版, 2019
・北條久美子（著）．図解 仕事の基本 社会人 1 年生大全．講談社, 2018

9

先手必勝！ 気持ちの良い「挨拶」

朝から10人に挨拶してみよう！

#挨拶

POINT

- ☑ 自分から発信して周囲を元気にする
- ☑ 好感をもたれるための笑顔＋アイコンタクトを意識する
- ☑ 挨拶プラスαの一言テクニック

新人だからこそできる最高の仕事

　簡単だと思っていても意外に差がつく「挨拶」。あるビジネススクールの調査によると、好印象の寄与度2位が「挨拶」です。挨拶の「挨」は心を開く、「拶」は相手に近づく、という意味があります。挨拶はコミュニケーションにおける最重要部分で「心を開いて相手に近づく」ことができます。また、臨床医にとって、医師-患者関係でも第一印象は重要であり、挨拶は大きな役割を占めます。

　ここでは、この「挨拶」について掘り下げて解説していきたいと思います。

常に自分から「おはようございます」

　先輩から「おはよう」と言われて「おはようございます」というのは挨拶ではありません。これはただの返事です。常に自分から意識して先手を取ることが重要です。

　上記の調査にも示されていますが、医療過誤防止の観点から、「患者との良好な関係を築く訓練として、常に自ら挨拶を、誰に対しても行うべき」だと思います。

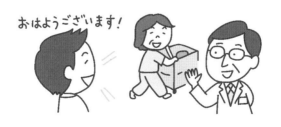

朝出勤したら、守衛さんにも、清掃スタッフにも、受付スタッフにも、まずは明るく大きな声で「おはようございます！」。

　その後病棟に行ったら、看護師さんや上級医、患者さんにも「おはようございます！」。爽やかな挨拶は周囲を清々しい気分にさせることができると同時に、自分の存在感をアピールし、自分の状態を伝えることができます。

好感をもたれる挨拶とは

　上記の「自分から挨拶をする」、これはクリアできたとします。次に重要な「好感をもたれる挨拶」に関して紹介します。

好感をもたれる挨拶
- 自分から先手で挨拶
- 相手におへそを向けてアイコンタクトをしっかりと
- 笑顔でハキハキと
- 相手の名前を呼ぶ

反感をもたれる挨拶
- 別のことをしながら「ながら」挨拶
- 相手の目を見ない
- 無表情
- 声が小さい
- 状況をわきまえない（相手が電話している場合など）

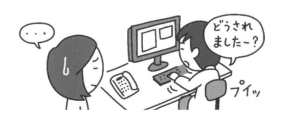

ここで差がつく！ 挨拶に添える一言フレーズ

さらに、周りと差がつくプラスαのテクニックをご紹介します。

例えばエレベーターで上級医と一緒になった際に、「おはようございます！」「おはよう」の後にどのように会話を続けたら良いか迷うときもあるのではないでしょうか。

是非挨拶だけではなく一言添えてみましょう。目的は、そこから会話が始まってコミュニケーションが深まること、また、皆さんの思いやりや気遣いが相手に伝わることです。

🔊 「おはようございます！」

「今日は気持ち良い天気ですね！」（天気・世間話）

「昨日は遅くまでご指導ありがとうございました！」（感謝）

「添削いただきましたレポート無事提出できました！」（報告）

「先日息子さんが怪我をされたとおっしゃっていましたが大丈夫ですか？」（気遣い）

「いつもお元気そうですね！ 自転車で通勤されているのですか？」（相手への興味）

COLUMN

◎ 院内で知らない人に挨拶をすべきかどうか

院内では通路やロビーで色んな人とすれ違う機会が多いと思います。「自分が知らない人に挨拶をすべきか」これは確実に Yes です。他職種であれ、他部署であれ、あなたは向こうの名前も知らないかもしれませんが、向こうは一方的にあなたのことを知っているかもしれません。今後いつお世話になるかわかりません。挨拶をされて嫌な気分になる人はいないと思うので積極的に自分から挨拶を心がけてみましょう。

◎ 目上の人に会ったら

通路で目上の人に会った場合には是非、一度立ち止まってお辞儀とともに挨拶をしましょう。相手はあなたのことを礼儀正しい人と認識するでしょう。

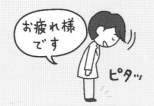
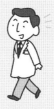

10 敬語があなたの評価を大きく上下させる?!

「了解しました」使っていませんか?

敬語

- ☑ 間違いやすい敬語で損をしない
- ☑ 身内をしっかり外部の人に伝えられるか
- ☑ 若者言葉からの脱却

敬語をマスターすることは社会人の基本

皆さんの中で敬語について学ぶ機会はこれまでどれくらいあったでしょうか。学生時代のバイトで習う機会があった人もいるでしょう。なかなか体系的に学ぶ機会が少ない方も多いかと思います。せっかく普段一生懸命目の前の患者さんのケアを頑張って指導医より高い評価を得たとしても、誤った敬語を使用していると評価が下がることも稀ではありません。ここでは間違いやすい敬語についてご紹介し、今後の皆さんが社会人として損をしないためにマスターしていただきたいと思います。

上下逆転敬語

●「了解です」

圧倒的に間違って使用している人が多い敬語の第1位。本来は目上の人が目下の人に使う言葉であり、上司に使用する言葉ではありません。

- × 了解です
- ○ わかりました/承知しました/承りました

●「なるほど」

相槌でよく使われる言葉ですが、目上の人への使用は失礼にあたる表現です。

- × なるほど
- ○ はい/そうでしたか/勉強になります

●「ええ」

これも一見丁寧に聞こえますが、本来は自分と対等か目下の相手に使う言葉です。

× ええ

○ はい

●「ご苦労さまです」

本来は目上の人が目下の相手に使うねぎらいの言葉。混同されて通用される場合もありますが正式には NG です。

× ご苦労さまです

○ お疲れさまです

●「お世話さまです」

こちらも挨拶などで頻繁に使われる「お世話さま」も、本来は目上の人が目下の相手に使う言葉。上級医や院外の人には用いません。

× お世話さまです

○ お世話になっております

● 身内敬語

院外の人(特に患者さん)に話すときに、院内の人を敬う表現は適切ではありません。

× 部長の〇〇先生がおっしゃったとおり、

○ 部長の〇〇/〇〇医師が申し上げたとおり、

院外の人の前で、上級医に敬語を使わないことを上級医に対して失礼だと思う必要はありませんが、呼び捨てにすることに抵抗がある方は〇〇医師、のように呼ぶことも可能です。

● アルバイト敬語(若者言葉)

若い医師に多いですが、学生時代の延長で下記のような敬語を使用する人を

多く見かけます。自分では気がつかずに癖になっていることも多いですが、軽い印象を受けるためすぐに修正しましょう。

●「～でよろしかったでしょうか」

「よろしかった」は「よろしい」の過去形で、すでに済んでしまったことに対して使われる表現。そのため事後報告にようにも聞こえ、人によっては気分を害することもあり注意が必要です。

　　×　個室希望でよろしかったでしょうか
　　○　個室希望でよいでしょうか

●「～のほう」

「～のほう」は比べるものがあるときに使用します。これと異なる意味で「～のほう」を多用する人も見かけます。

　　×　お部屋は5階西病棟のほうになります
　　○　お部屋は5階西病棟です

　　×　お電話番号のほうを教えていただけますでしょうか
　　○　お電話番号を教えていただけますでしょうか

●「～というかたち」

プレゼンテーションの中で一文ごとに「～かたち」を頻用する人もいます。聴衆は気になって仕方がありません。

　　×　ヘモグロビンは9.0 mg/dL というかたちになります
　　○　ヘモグロビンは9.0 mg/dL です。

●「これでいいですか」

日常で使用することがあっても、より適切な表現をマスターできるようにしましょう。

　　×　診断書の確認ですが、これでいいですか
　　○　診断書の確認ですが、こちらでお間違いないでしょうか

●「～になります」

AからBに変化を表す表現が「～になります」であるため、誤用には注意が必要です。

　　×　こちらが検査の説明書になります

　　○　こちらが検査の説明書です

●「お名前を頂戴できますか」「お名前をいただけますか」

名前はやり取りするものではありません。よくセットで使用される「ご連絡先を頂戴できますか？」という表現と混同していることが多いのではないでしょうか。人によっては激怒することもありしっかりおさえましょう。

　　×　お名前を頂戴できますか

　　×　お名前をいただけますか

　　○　お名前を教えていただけますか

参考：○　ご連絡先を頂戴できますか

敬語のおさらい

基本的な部分ですが、もう一度おさらいです。表 1～4 をご覧下さい。患者さんへの説明や電話対応などの際、時折誤った敬語を使用している研修医の先生を見かけます。

表1　代表的な敬語の一覧

普通語	尊敬語	謙譲語	丁寧語
言う	おっしゃる	申す/申し上げる	言います
見る	ご覧になる	拝見する	見ます
いる	いらっしゃる	おる	います
する	なさる/される	いたす	します
来る	いらっしゃる お越しになる	うかがう/参る	行きます
会う	お会いになる	お目にかかる	会います
尋ねる	お尋ねになる お聞きになる	伺う/お尋ねする	尋ねます
読む	お読みになる	拝読する	読みます
知る	ご存じ	存じ上げる	知っています
わかる	おわかりになる	承知する	わかります
食べる	召し上がる	いただく	食べます

表2　ワンランク上の敬語表現

頂戴いたします	名刺交換のとき・資料を受けとったとき
恐れ入ります	「ありがとうございます」よりかしこまった表現
とんでもありません	褒められたときにへりくだる場合
いかがいたしましょうか	目上の人の要望を聞きたいとき

表3　ここで差がつくとっさの丁寧語

言葉	丁寧語	言葉	丁寧語	言葉	丁寧語
あれ	あちら	今日	本日	どう	いかが
これ	こちら	明日 （あした）	明日 （みょうにち）	すごく	とても
それ	そちら	昨日 （きのう）	昨日 （さくじつ）	誰	どなた
どれ	どちら	後（あと）で	後（のち）ほど	少し	少々
わかりません	わかりかねます	さっき	先ほど	今	ただいま

表4　一言添える際の例

お願いをする際	お手数をおかけしますが/お忙しい中恐れ入りますが/ご面倒をおかけしますが
相手の意向を尋ねる場合	ご都合がよろしければ/差し支えなければ/もしよろしければ

11 クッション言葉でソフトに伝えるテクニック

言いづらいことをどのように表現するか?

敬語

POINT

- ☑ 言い方1つで関係性が良くも悪くもなる
- ☑ 自分が逆の立場だったらどう思うかを意識する
- ☑ テンプレートをおさえて組み合わせる

言いづらいことを、いかに表現を柔らかくして伝えられるか

ここでは敬語の応用編として、日常でよく遭遇する、相手に依頼する場面やお断りする場面を想定して、どのように相手の気持ちを損なわずに伝えられるかを学んでいきます。

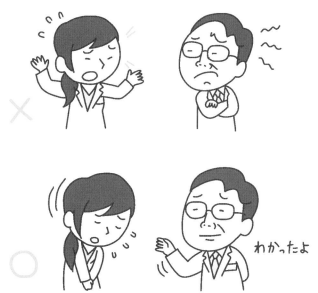

● クッション言葉で柔らかく伝える

「レポートの提出期限が来週に迫っておりまして、お忙しい中大変申し訳ありませんが、添削のお時間をいただけないでしょうか」

35

「レポートの締め切りが来週なので、とにかく早く見てください」

　同じシチュエーションでも伝え方1つで反発や怒りを招くのか、あるいは円滑に進めることができるか変わってきます。

● 相手に依頼や質問するとき

- ・恐れ入りますが、
- ・申し訳ございませんが、
- ・ご面倒をおかけしますが、
- ・差し支えなければ
- ・お忙しい中大変お手数をおかけしますが、
- ・お忙しい中大変恐縮ですが

＋

- ・お願いできますでしょうか。
- ・〜していただけないでしょうか。

● 注意や警告するとき

- ・恐れ入りますが、
- ・お手数ですが、
- ・大変申し訳ありませんが、
- ・大変恐縮ではございますが、

＋

- ・ご遠慮願えませんでしょうか。
- ・ご容赦ください。

● 拒否するときや謝罪するとき

- ・せっかくですが、
- ・大変残念ですが、
- ・大変申し上げにくいのですが、
- ・大変ありがたいお話ではありますが、

＋

- ・今回はご遠慮させていただきます。
- ・今回は見送らせていただきます。
- ・ご容赦ください。

● その他の表現

△　時間をもらえませんか

○　お忙しい中大変恐縮ですが、30 分程お時間をいただけませんでしょうか

△　ご理解いただけましたか

○　ご不明な点はございませんでしょうか

△　そうですね

○　はい、おっしゃる通りだと思います

△　申し訳ないです

○　大変ご迷惑をおかけして申し訳ないです

●「っ」（促音）言葉

　口語では頻用されますが、ビジネスの場では下記のように「っ」が入る言葉は避けて表現を改めましょう。

「あっちに」→「あちらに」/「やっぱり」→「やはり」/「さっき」→「さきほど」

△　ちょっと待ってください

○　少々お待ちいただけますか

参考文献
・西出ひろ子（著）：改訂新版 入社 1 年目ビジネスマナーの教科書．プレジデント社，2023
・古谷治子（著）：〈イラスト＆図解〉社会人 1 年目の仕事とマナーの教科書．かんき出版，2019
・北條久美子（著）：図解 仕事の基本 社会人 1 年生大全．講談社，2018

12 電話を受けるときの心得

電話応対を通して周囲から信頼を勝ち取ろう

電話を受ける

- ☑ メモを準備してコールは早めに取る
- ☑ 爽やかな声のトーンと大きさで第一声を意識して
- ☑ 最後が肝心！ ここで差がつく結びのテクニック

電話応対はあなたの仕事の丁寧さを反映している

医師にとって、電話応対は毎日の仕事で重要な役割を占めます。上級医からの仕事の依頼、看護師からの報告、患者の家族からの問い合わせ、などと電話なしには仕事はできません。たかが電話応対と思っている方もいるかもしれませんが、電話応対1つでその人の仕事に対する丁寧さがすぐにわかります。顔が見えないからこそ、電話の適切な応対方法を学び、周囲からの信頼を勝ち取るテクニックについてご紹介します。

事前にメモを準備して早めにコールを取る

電話を受ける際、相手は何かをあなたに伝えようとしています。用件を確実におさえるためにはメモは必須です。何かの紙の裏に殴り書きをするのではなく、いつかかってきても適切な記録を残すことができるように小さなもので良いので1冊のメモ帳を今すぐ準備しましょう。用件があやふやだと医療ミスにつながる恐れもありますし、再度かけ直しをすることになると、あなただけではなくかけてきた相手の時間をも奪うことになります。これは別項40「メモ力」もご参照ください。

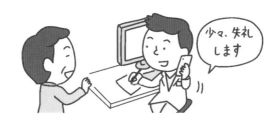

　次にタイミングですが、一般的には1〜2コール以内で出るのが基本です。緊急対応をしている場合を除き、すぐにペンとメモを取って電話に出ます。

　なお、目の前で患者さんや上級医などと話をしている場合には、一言「失礼します」と断りを入れて電話に出ます。

> 🔊 0コール　早すぎると相手が驚いてしまう
> 　1〜2コール　ベストなタイミング
> 　3〜4コール　お待たせいたしました
> 　5コール以上　大変お待たせいたしました

　処置中などで取れない場合は、必ず「先ほどはお電話を取れずに失礼いたしました」とお詫びの一言を必ず添えます。

第一声が勝負！ 明瞭な爽やかな声で

❶ 電話に出る「はい！ 研修医の〇〇です」

　第一声でいかに元気に電話に出られるかが大事です。声が小さかったり、トーンが暗かったりすると電話をかける側は不安になります。

❷ 相手の名前を聞く

　聞き取れなかった場合は「失礼ですがもう一度お名前をお伺いしても良いでしょうか」

❸ 挨拶「〇〇先生、いつもお世話になっております」

　「いつもお世話になっております」は典型的なビジネス慣用句です。会ったこともない人に言うことに迷うかもしれませんが、その部署がいつもお世話になっている、という意味でも使われるので大丈夫です。

❹ 用件を聞く

　「承知しました」「わかりました」。「了解です」はNG！（別項10「敬語があなたの評価を大きく上下させる?!」参照）

⑤ 電話を切る前の挨拶

「〜よろしくお願いします。失礼いたします」

⑥ 電話を切る

かけた側から先に切るのがマナー。最後に数秒待って相手が切った後に自分も切ることが重要です。せっかくの会話もすぐにブチっと切られたら良い印象は受けません。

また、もう一つ重要なポイントとして、電話を切るまで他の人と話をしないことです。電話を切る前に周囲に話しかけてしまうと相手に聞こえてしまう場合があります（次頁 COLUMN 参照）。

◎ これはNG！ あなたの周りでいませんか？

● かかってきた相手により対応を変える

　普段は上級医にはしっかり敬語を含めて対応できているにもかかわらず、看護師や事務からの電話に対してぞんざいな話し方をしている研修医の先生がいます。

　特に当直中のコールなど、呼ばれたくない気持ちはわかりますが、看護師さんもあなたに嫌がらせをしたくて電話をしているのではありません。「コールしてくれてありがとうございます」ぐらいの気持ちで臨むことが重要です。お互いに気持ちよく仕事をするために対応を今一度見直してみましょう。

● 「はいはい、」と電話を切りたがっている

　電話口で「はいはい、」と周囲から見て明らかに内容を流しているような場面に遭遇することもあります。

　相手が誰であれ、コールの内容がどんなものであれ、真摯に対応することが大切です。電話応対は周囲の先輩も見ておりあなたへの評価につながります。

● 会話終了後に不満や文句を言う

　電話では快く上級医からの指示を受け取った研修医が、電話口の最後に「処方入れといてだってー。自分でやれば良いのに」と隣にいる同期に愚痴をこぼしたことが電話を切る前ですべて上級医に聞かれていた、なんてエピソードも聞いたことがあります。

　周りのスタッフもみんなあなたのことを見ています。

● ながら電話

　例えば飲食をしながらの電話など、自分は気がついていなくても相手からは容易に想像できます。失礼にあたるのですぐにやめましょう。

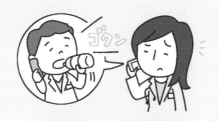

13 代わりの電話に出るときの心得

相手のニーズを把握し、効果的な伝言メモを残すテクニック

電話を受ける

☑ 型をしっかりおさえて相手の要求を把握する
☑ 効果的な伝言メモとは

代わりの電話にしっかり対応できるかは案外差がつくポイント

目の前の上級医や同僚が処置をしていたり患者さんに大事な説明をしていたりする最中に電話が鳴り、代わりに電話を取ることを依頼されることがあります。ここでは電話をかけてきた相手のニーズを踏まえ適切に取り次ぐことができるテクニックをご紹介します。

状況に合わせた臨機応変な対応を！ 相手のニーズをおさえる

まずはかけてきた相手に、電話に出られない旨を簡潔に伝え、用件を聞きます。急ぎの電話なのか、折り返しで良いのかによって対応が異なってきます。

① 電話に出る

🔊 「お待たせ致しました、研修医の〇〇が代わりに出ております」

② 相手の名前を確認する

🔊 「〇〇先生、いつもお世話になっております」

③ 取り次ぐ

🔊 「〇〇はあいにくただ今手術に入っております」

④ 相手の意向を確認する

「1時間後には終わると思いますが、こちらからお電話いたしましょうか」
「よろしければご用件をお伺いしましょうか」

⑤ 最後の挨拶

「ありがとうございました。失礼致します」

伝言メモは読みやすく簡潔に

伝言を取り次ぐ際のポイントを紹介します。

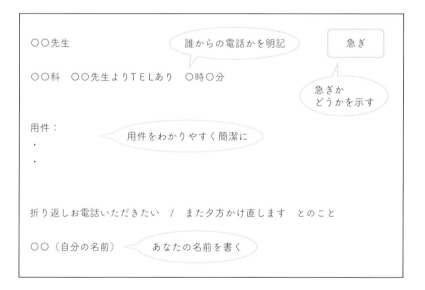

○○先生

○○科　○○先生よりTELあり　○時○分　　　　　誰からの電話かを明記　　　急ぎ

急ぎか
どうかを示す

用件：
　・　　　　用件をわかりやすく簡潔に
　・

折り返しお電話いただきたい　/　また夕方かけ直します　とのこと

○○（自分の名前）　あなたの名前を書く

14 電話をかけるときのテクニック

相手は常に忙しい！ 事前準備で勝負はすでに決まっている

電話をかける

- ☑ 事前準備が重要！ 相手は常に忙しいと思って電話をかける
- ☑ 一連の流れを意識する！
- ☑ 結論先行主義の重要性とは

前項と違い、ここでは電話をかける際に注意すべきいくつかのポイントを紹介します。ここでも相手の表情が見えずに声と言葉のみでコミュニケーションを取る必要があるため、相手に正確な情報を伝える工夫が必要です。自分から電話をするのに失礼があってはいけません。まずは「型」をマスターしてください。

相手の時間を止めることを常に意識する

電話は、相手の仕事をいったん中断させて時間をいただくものです。電話の内容がまとまっていなかったり、相手の都合を考えずに一方的なものだったりすると相手は不快な気分になります。そのためには事前準備を周到にしましょう。

具体的には以下の項目をおさえます。

- ・話す内容、目的は何なのか
  事前に箇条書きでまとめておきます。
- ・メモとペンを用意してすぐに相手の言葉を記録できるようにする
  相手から指示やアドバイスが入る場合があります。すぐにメモを取れる準備をしましょう。
- ・感謝の気持ちを忘れずに
  相手に貴重な電話の時間をいただいたことをしっかり言葉で表現しましょう。

電話をかける際の流れ・お作法をマスターする

例えば電話をかける前に出だしの声をどのようにするか、またどのような流れで話を伝えるかについて事前に準備をしましょう。

以下に電話をかける際の流れについて示します。

❶ 自己紹介と挨拶

🔊「いつもお世話になっております/お忙しい中失礼致します。研修医の〇〇です」

明るくハキハキと！

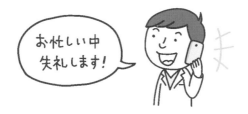

❷ 電話の許可

🔊「〇〇の件でお電話したのですが、今お時間よろしいでしょうか」
「〇〇の件でコンサルトをしたいのですが、5分ほどお時間よろしいでしょうか」

聞き手にとって急ぐかどうかは重要な要素なので、用件と緊急度が簡潔にわかるように冒頭に伝えます。

❸ 本題

🔊「ありがとうございます。〇〇に関してですが、〜」

本文も簡潔にまとめる。結論先行主義で。

❹ 会話終了後の挨拶

🔊「お忙しい中ありがとうございました。失礼致します」

用件が終了したらお礼を伝えて電話を切ります。前項でも示したとおり、電話はかけた側から切るのが基本ですが、目上の人の場合には相手が切るのを待ってください。最後の挨拶終了後は心で3つ数えてから切る。すぐに切ると印象は良くないです。

⑤ 相手が対応中で他の人が代わりに出たとき

> 🔊 「〇〇の件でお電話したのですが、後ほどかけ直します」
> 「恐れ入りますが、伝言をお願いできますでしょうか」

結論先行主義！

　上記にも述べましたが、電話の基本は相手に簡潔に用件を伝えることです。緊急度に応じて相手も聞き方が変わってくるので、まずは結論をしっかりと伝えましょう。

> 🔊 「30歳女性のショックバイタルの消化管穿孔でご相談です」

　例えば救急外来から外科にコンサルトする場合に、自己紹介の挨拶の後に上記結論をまず伝えることで、外科医はすぐに駆けつける準備をしながら聞くと思います。

　相手にどのように動いてもらうか、SBARを用いてコミュニケーションを取ることは医療現場における電話でも重要なことだと言えます。SBARとは、状況（Situation）、背景（Background）、アセスメント（Assessment）、提案（Recommendation）のフレームワークです。

COLUMN

◎ ビジネスでの「もしもし」

電話でよく「もしもし」という研修医の先生を見かけます。日常では問題ないのですが、ビジネスでは一般的にマナー違反となります。

「もしもし」の語源は「申し申し（もうしもうし）」ですが、日本で電話が開通された明治23年。当時は電話交換手がいて、電話番号を伝えて相手につないでもらう方式でした。最初は電話交換手は「おいおい」と言って電話をつないでいましたが、その後電話交換手のメインが女性に変わり、電話が聞きづらいこともあり、より丁寧な「申します、申します」になり、短縮形の「申し申し（もうしもうし）」、今の形の「もしもし」と変化していったそうです。

ビジネスで「もしもし」がNGである理由としては諸説ありますが、上記のように省略型であり、若者がよく使う略語と同じ扱いであるために目上の人に使用すべきではない、というのが見解です。

では、「もしもし」に代わる表現にはどのようなものがあるでしょうか。特に相手の声が聞き取りにくい場合など、「もしもーし」と言いたくなるかもしれませんが、それぞれ以下を参考にしてください。

● 電話を取るとき
「はい」「お世話になっております」「お電話ありがとうございます」

● 電話を取り次いでもらったとき
「お電話代わりました」「大変お待たせいたしました」

● 相手の声が聞きづらいとき
「恐れ入りますがお電話が遠いようです」「恐れ入りますが、もう一度お願いいたします」

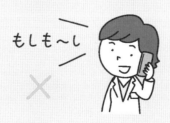

もしも〜し

×

15 スマートフォン・SNS のテクニック

公と私の間で　〜あなたは常に見られている〜

#スマートフォン　#見られてます　#SNS

POINT

☑　写真撮影は神経質になるくらい許可を得てから
☑　SNS に投稿するリスクについて認識しよう

　スマートフォンの普及により、プライベートだけではなく仕事でも情報の検索やチーム内での連絡など使用している方は多いのではないでしょうか。

　なかでも Facebook・X(旧 Twitter)・Instagram を中心としたソーシャルネットワーキングサービス(Social Networking Service：SNS)は使用していない人のほうが少ないくらい便利なコミュニケーションツールとして広く普及しています。コミュニケーションツールとしてだけでなく、これらを利用して各領域の情報や知識を得ている人も多く、日常で不可欠なものであると言えます。

　ここでは、これらのスマートフォンや SNS の使用の際に気をつけておくべきことを示したいと思います。

スマートフォンのカメラ撮影には要注意

　スマートフォンのカメラ機能が向上したことに伴い院内で自身のスマートフォンのカメラで撮影している様子を見かけます。

　例えば、薬剤による皮疹の程度を写真で記録して日々の変化をスタッフで共有して観察したいとします。そこには患者さんが特定できる個人情報が入りこんでいたり、また保存したデータが院外に漏れたりしないよう細心の注意を払

うべきです。個人のネームバンドが写っていた、背景に他の患者さん情報が記載されたホワイトボードが写っていた、CT に個人の名前が記載されたものを保存した、などがありがちなミスです。公私の区別がつかないために上記の写真を個人のスマートフォンで撮影するのは原則 NG とされます。

　院内で写真撮影をする場合には、電子カルテへの接続可能な病院であらかじめ定められたカメラを利用することが重要で、必ず本人やご家族に同意を得ることが必要です。心配であれば病院内の担当部署やスタッフに聞いてから実施するのが良いでしょう。

SNS のリスクを認識する

　SNS は便利で気軽な投稿ができる反面、いくつかの注意点をおさえる必要があります。プロフェッショナルな組織の一員として「あなたは常に見られている」ということです。

● 個人情報を含むプライバシーの保持に関して

　例えば以下のような事例があったとします。

> ある芸能人が入院して 1 人の研修医が受け持ちとなった。とても紳士的で優しい様子に感動したその研修医は退院後に Facebook で「〇〇さんの振る舞いに感動して一層大ファンになった」と投稿した。

　その芸能人が入院していたことは、明らかに仕事を通して知り得た情報です。
　これは、本人の許可なく不特定多数の人に情報を漏らすという意味で明らかにプロフェッショナリズムに反した行為です。
　研修医の 1 人の軽はずみな言動や行動は、病院の責任を問われることになり、病院全体のイメージダウンにつながります。

● 仕事の愚痴や上司や周りの悪口、噂話などの投稿

　これもプロフェッショナリズムに関わりますが、日頃のストレス発散なのか時折目にすることがあります。不特定多数に SNS 上で発信することはトラブルのもとになります。誰かに伝えたくて思わず発言し、そのときはすっきりす

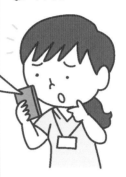

これ、〇〇病院の
あの人だ…

〇××△@ 〰〰〰
今日は朝から晩まで救急車が鳴り止まなかった。へとへとだ。軽傷でも救急車を呼ぶなんてどうかしてる。しまいには帰る手段がないので救急車で送ってくださいだって。

るかもしれませんが、あなたの社会的立場・信頼を失いかねません。
　投稿する際には常に冷静になって確認を怠らないようにしましょう。

16 エレベーターでのテクニック

一言＆1アクションのすすめ

> **POINT**
>
> ☑ どっちが先？ どこに乗る？ 基本原則をおさえる
> ☑ 相手が嬉しいエレベーターでの一言
> ☑ 周囲は見ている！ 差がつくあなたの1アクション

　本項では病院内外で必ず利用するエレベーターでのテクニックについてご紹介します。

　皆さんは上級医とエレベーターに乗る際に適切なマナーを遵守することができますか。この項を読んだあなたは確実にエレベーターに自信をもって乗ることができるはずです。では一緒に見ていきましょう。

ドアが開いてびっくり対面！ エレベーターの待ち方

　エレベーターではどこで待つのが良いでしょうか。

　地下鉄や電車、バスもすべて共通しますが、降りる人が最優先です。両脇に立って待ちましょう。真正面で知らない人とドアップになり、気まずい思いをしたことのある方もいるはずです。

どっちが先？ 意外に知られていないエレベーターの乗り方

　皆さんがエレベーターに乗るときにもう1人別の人が一緒だった場合、先に乗って「開」ボタンを押すのが正しいですか？ あるいは外で上下ボタンを押して先に乗ってもらうのが正しいですか？

　研修医の先生にアンケートをしたところ、何と半々に回答が分かれたのです。

　そうです、正解は後者です。

　「どうぞ、お乗り下さい」と言って相手に先に乗ってもらうのがマナーです。

　ただし、複数の人数が乗る際には、「失礼します」と自分が先に乗り、操作盤の「開」ボタンを押して全員が乗るのを待ちます。

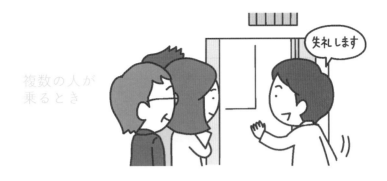

複数の人が
乗るとき

失礼します

一方、降りるときは「開」ボタンを押して先に降りてもらいます。

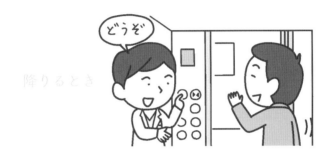

降りるとき

どうぞ

どこに乗る？

どこに乗るかも重要な要素です。

下記のように、操作盤の後方が上座(図①)、その横(図②)と続き、下座(図④)にあたる人が操作盤を操作します。

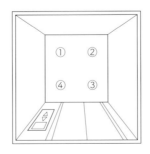

もしあなたがエレベーターに乗る際に上級医が操作していたら、積極的に「代わります！」と申し出るようにしましょう。間違っても操作盤を通り越して

後方の上座に立たないようにしましょう。

エレベーターの中での差がつく思いやりの「一言」

さて、あなたが操作盤の前で操作しているとします。ここで重要なのが新しく乗ってきた方に「何階ですか?」とお尋ねする役割です。時に大人数を収容する大きなエレベーターでは、乗った人が自分の目的階を押すことができない位置にいるかもしれません。そこで、操作盤の前に立ったあなたが、積極的に声をかけて代わりに押すようにしましょう。思いやりが重要です。

また、相手の所属先でおそらく何階に行くだろうな、と予測することができれば、「〇階で良いでしょうか」と声をかけると相手も非常に嬉しい気持ちになると思います。

操作盤の前の人の横から手だけ伸ばして行き先階を押すような光景はある意味殺風景です。

また、別項9『先手必勝! 気持ちの良い「挨拶」』でも述べましたが、知らない人でも院内では積極的に挨拶を心がけましょう。

さらに差がつく『1アクション』ができるか

最後に是非とも皆さんにマスターしてもらいたい行動があります。それはあなたが降りた後です。エレベーターを降りたあなたは安心して次の目的地に向かうことでしょう。ここで差がつくのが、次に乗る方への配慮です。院内には車椅子や高齢者の方も多いです。「降りた後にドアを片手でおさえて乗り込んでもらうのを見守る」姿勢は、他の患者さんや家族も見ているはずです。ほんの少しの配慮が安心感を与えることができるのです。これは院内に限らずデパートや駅でも同様です。ベビーカーやお年寄りの方が安全に乗り降りできるよう周囲を見渡しましょう。

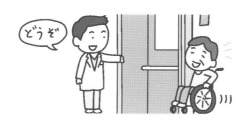

◎エレベーターの中での会話

　院内でよくある光景ですが、エレベーターで同僚やチームで患者さんのことを話したり普段の愚痴をこぼしていたりする方を見かけます。次項「院内を歩く」でもお伝えしますが、業務用と一般用が分かれていない場合は言うまでもなく、業務用エレベーターでも患者さんや家族が間違って乗っている可能性もあります。公共の場と捉えて個人情報には注意すること、また何気ない会話でも周囲はあなたの会話を耳をすまして聞いています。

17 院内を歩く

You are always on stage

#院内を歩く　#見られてます

- ☑ 忙しいときこそ力量が試される
- ☑ 周囲を常に見渡そう！ 少しの気遣いが満足度を上げる
- ☑ 職員には笑顔で挨拶しよう

院内のロビーや通路でどのように振る舞うか

あなたは院内の外来待合室やロビー、通路で職員やさまざまな患者さんと毎日すれ違うと思います。皆さんの普段の振る舞いが、時に患者さんやご家族を不快な気持ちにさせることがあります。一方、少しの気配りで患者さんやご家族の安心や満足度の向上につながることもあります。ハワイ大学のチーフレジデント見学時に、当時のチーフレジデントである野木真将先生に教えてもらった Cleveland Clinic から出されている「Empathy：The Human Connection to Patient Care」という動画がまさにこの状況を表しています（58頁の COLUMN 参照）。

目の前を歩いている患者さんは、余命1か月を宣告されたばかりかもしれません。外来2時間待ちで怒っている患者さんかもしれません。入院しているお母様の急変に駆けつけられたご家族かもしれません。病院というところは、さまざまな状況に置かれた患者さんとそのご家族がいらっしゃる特別な場所なのです。

いくつかの具体的な例をもとに、院内での振る舞い方について解説していきます。

患者さんは常に医療者のことを見ている

あなたが患者として病院で外来を待っている状況を思い浮かべてみてください。受付スタッフがどのように対応しているか、医療者がどのように振る舞っているかは自然に目がいくと思います。

例えば次のようなシチュエーションを考えてみましょう。

- 外来ロビーを通過する際に大きな声で話しながら歩いていないか
- スマートフォンを見ながら歩いていないか
- 通路を走っていないか
- 待合ロビーの近くで別の患者さんのことを同僚と話していないか
- エレベーターで不満や悪口などを漏らしていないか
- コーヒーなど飲みながら歩いていないか

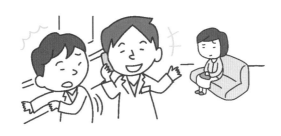

忙しいときこそ少しの気配りができるかが勝負

　院内を歩くときは余裕を持って周囲を見渡してみましょう。あなたの少しの気配りで患者さんや家族は安心することができます。

- エレベーターから降りた際に、次に乗ってくる人のために振り返ってドアを開けたままにしてお手伝いできるかどうか
- 院内のフロアマップを見て部署を探している方に「お困りでしょうか」と声をかけて案内ができるかどうか
- 車椅子で移動が難しそうな方に「お手伝いしましょうか」と声をかけられるかどうか
- 狭い通路を歩く際にいったん立ち止まり、向こうから来る人を優先させることができるかどうか

　上記のエレベーターや通路での気配りは院内だけではなく日常生活にも当てはまることです。病院内だけですぐにはできません。日常生活から思いやりをもって相手に気配りできるかは人として重要なスキルだと言えます。

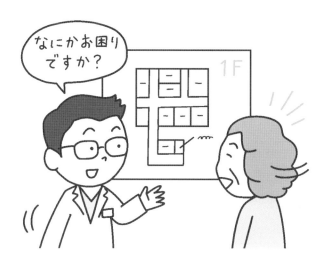

笑顔で挨拶をしよう

　院内で職員とすれ違う際には必ず挨拶をしましょう。これは相手が自分の知っている人でも知らない人でも関係ありません。

　相手はあなたのことを知っているかもしれませんし、どこでお世話になるかわかりません。あなたの爽やかな「こんにちは！」「お疲れ様です！」の一言は相手を清々しい気持ちにさせることができます。先手必勝でお願いします。詳しくは別項 9『先手必勝！　気持ちの良い「挨拶」』をご覧ください。

◎ Cleveland Clinic「Empathy：The Human Connection to Patient Care」

　米国の病院ランキング 2023-2024 で全米 2 位を獲得したクリーブランド
クリニックが作成した約 4 分半の動画。院内にはさまざまな状況に置かれた
患者さんや職員がいること、共感が重要であることをメッセージとして示し
ている。是非ともお勧めしたい 1 本。

メールの書き方の基本

18

ビジネスメールを制するものは仕事を制す！

メール

☑ メールは気軽だからこそ大きく差がつく必須ビジネススキル
☑ 相手が嬉しい「思いやりメール」とは
☑ これだけは確認！ 送信前のルーチン化

　皆さんは1日のうち、メールを送受信する件数はそれぞれどれくらいでしょうか。

　1日数件のみの方もいれば3桁に及ぶ方もいると思います。

　毎日使うツールにもかかわらず、ビジネスメールに関して皆さんはどれくらい学んだことがあるでしょうか。メールは会話と比べ、手軽である反面、マナーが軽視される傾向が見受けられます。また、言葉の選び方が誤解を招きトラブルの原因になることがあります。一方、相手への配慮、礼儀正しいメールの基本をおさえておくことで、社会人としての信頼につながり、ビジネスにおける強い味方になってくれます。最近ではMicrosoft TeamsやSlackなど、院内でもチームコミュニケーションツールを導入している施設もあるかもしれませんが、依然としてメールは日常業務において欠かせないコミュニケーションツールなのです。

　忙しい日常のなかで、いかに速やかに、かつ相手にシンプルかつわかりやすい要点をおさえたメールを作成することができるかが、仕事を円滑に進めるための必須スキルだと言っても過言ではありません。

　ここでは、社会人として病院内外問わずおさえておきたいメールでのテクニックを紹介します。

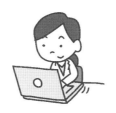

メールのメリット・デメリットを理解する

まずはメールのメリット・デメリットを示します。

> **メリット**
> ・自分の都合に合わせて送信可能
> ・一度に複数相手に送信できる
> ・履歴が残る
> **デメリット**
> ・急ぎの案件には不向き
> ・相手が読んだかどうかの確認ができない
> ・書き方によって誤解を生むことがある
> ・一度誤って送信すると削除できない

メールの基本マナー

メールを送る際の大原則をいくつか紹介します。

● 大前提「思いやりプレゼンテーション」

メールはあなたから送信相手への情報を送り届けるという一種のプレゼント（贈り物）です。

あなたは大事な人へプレゼントを選ぶ際に、どのようなものだと喜んでくれるかな、と相手の表情を思い浮かべながら一生懸命考えると思います。これはプレゼンテーションの語源「present」でもあります。

メールでも同様に、相手が受け取った際にどのような反応をするかを想像しながら作成し送信することができるか、つまり思いやりプレゼンテーションができるかどうかが成功の鍵と言えます。

例えば、このような状況を想像してみて下さい。

何ページもスクロールしなければならない長文、用件が不明確、ファイルが重い、敬語が間違っている、など、相手が読むのに苦労する場合はもちろん喜ばれません。相手からのあなたへの信頼は下がることでしょう。

まず大前提としては、自分が送るメールは相手にとっては大量に受け取るメールのうちの１つである、ということです。逆の立場に立って考えてみてく

ださい。「相手は常に忙しい」ことを肝に銘じて、どのような文面だと読んでもらえるか、返信しやすいか、負担が少ないか、などと相手を思いやるメールを心がけましょう。具体的には次項 19「選ばれるメールとは」でご紹介します。

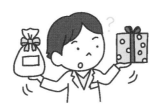

● 返信は 24 時間以内が基本

　社会人として返信は 24 時間以内が原則です。前に述べたように、メールのデメリットとしてメールを読んでもらえたか確認できないことが挙げられます。逆の立場で、数日経っても返事がこない場合、送信者は「確認してもらえたかな」と不安になります。

　日常業務で忙しいからメールなんて返信する時間はない、という方もいるでしょう。しかし、社会人としてメールに返信する、というのも一種の業務の一環なのです。したがって、タスクリストに「メールチェック」、「返信」は入れ込むべきだと思います。

　すぐに返信ができない場合は、「〇〇までにお返事いたします」と相手に受信の連絡と期日を示すことで、送信者を安心させることができます。

● 送信前に必ず確認を

　上記のように、メールは一度送ってしまうと削除ができません。送信先を間違えた、内容が途中のまま送ってしまった、添付ファイルを忘れた、誤字脱字や漢字の変換ミスがあった、など多くのトラブルがつきものです。そこで、必ずメールを書き終えた際には「全文を読み返してチェック」をルーチン化しましょう。

□宛先は正しいか
□件名は入っているか
□宛名の所属先や名前の漢字に間違いがないか

□本文で伝えたい内容が入っているか
□敬語の間違いがないか
□誤字脱字・漢字の変換ミスがないか
□添付のし忘れはないか
□添付ファイルが重すぎないか
□署名は適切か

19 選ばれるメールとは

読んでもらえるための件名のつけ方

メール

- ☑ 開封されるかどうかが第一関門
- ☑ Yahoo! から学ぶシンプルかつ相手の興味を引くキーワード

　あなたは毎日のメールどのようなメールから開封しますか。

　連日、大量のメールを処理しなければならないなか、迷惑メールと思われるメールは開封すらされずにゴミ箱にいくものも多いと思います。

　あなたがせっかく一生懸命作成したメールも、相手に読まれないと意味がありません。ここでは、まずは第一の関門である「どのようなメールが開封してもらえるか」に焦点を当てて、読んでもらえるための件名のつけ方について示したいと思います。

一目でわかる件名

　意外に軽視されがちですが、たくさんのメールのなかから相手に開封してもらえるためには件名のつけ方は最重要です。

　皆さんは相手にメールに興味をもってもらうために件名にどのような工夫をしたことがありますか？

　逆に、自分がメールを開く際にどのようなタイトルだと開封しようと思うでしょうか。

　使い過ぎには注意が必要ですが、【　】や＜＞を使用したテクニックがあります。

　また、相手の興味や関心を引くための件名として、具体的かつシンプルに伝わるメッセージが挙げられます。その内容を読むだけで大まかなメールの内容が推測できるのです。例えば皆さんご存知の Yahoo！ のトップページには 13 文字でおさまるニュースのトップ記事のタイトルがあります。シンプルかつ読者に読んでもらえるようなキャッチーなキーワードを用いて、まずは開封してもらえる工夫をします。メールも同様の作業なのです。

シンプルかつ効果的なキーワードとは

　それでは具体的に見ていきましょう。例えば、あなたが上級医に学会に参加したご報告とお礼をメールで送りたいとします。

×　ご報告
○　【内科学会総会参加のご報告とお礼】

　「ご報告」だけでは、何のメールかわからず忙しい指導医の大量のメールBOXから未読のままスルーされる可能性もあります。
　一方、下の件名だとメール本文の内容が読む前から大まかに推測できるため、1～2秒の作業ではありますが、よりメールが開封されやすくなります。
　その他にも以下のような例があります。

×　お礼
○　【10月12日(土)の講演会のお礼】
→「先週の研修医を対象とした講演会のお礼か、ずいぶん律儀な研修医だな」

×　お願い
○　【病歴要約の添削のお願い】
→「病歴要約か、今日時間が取れそうだから一気に仕上げてしまおう」

×　お知らせ
○　【臨床推論スキルアップ　セミナーのご案内】
→「お、臨床推論か。面白そうだから少し覗いてみようかな。」

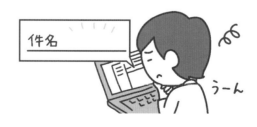

20 メールで伝わるあなたの仕事の丁寧さ

基本フォーマットをおさえてスマートに

#メール

☑ 9つの要素の記載をフォーマット化する
☑ ルーチン化して過不足なく！ 信頼関係を生み出すお作法

　これまでお伝えしたように、メールは気軽であるがゆえにマナーやフォーマットを無視してやり取りをしている人をよく見かけます。せっかく目の前の患者さんに対して最善を尽くしても、メールのやり取り1つでその人に対する印象は大きく変わってしまいます。

　ここでは、基本フォーマットの大原則をおさえて目に見えない相手に対して、仕事の丁寧さをアピールするためのテクニックを紹介します。

メールを構成する9つの要素を意識してフォーマット化

　普段のメールを早速見ていきましょう。おさえておきたい9つの構成要素をフォーマットとして毎回同じように記載できるようになりましょう（図1）。

　これらのうち1つでも不足していると相手に違和感を覚えることにつながります。逆に、内容の充実はもちろんですが、メールの体裁を整えることも相手への礼儀と捉えれば、信頼関係の構築につながります。

❶ 宛先	To：taro-naika@naika-ac.jp CC: jiro-naika@naika-ac.jp
❷ 件名	件名：【内科学会総会 抄録添削のお願い】
❸ 宛名	内科　部長 内科　太郎　先生 （CC. 内科　次郎　先生）
❹ 挨拶	いつもお世話になっております。
❺ 名乗り	内科研修医の松尾です。
❻ 要旨	来年度の内科学会総会の抄録の添削をお願いしたく ご連絡差し上げました。
❼ 詳細	先日ご退院された〇〇の患者さんに関しまして、カンファレンスの最後に症例発表のお話をいただきまして誠にありがとうございました。早速、まずは上級医の内科次郎先生にご指導いただき抄録を作成いたしました。 つきましては、お忙しい中大変お手数をおかけしますが、2週間後の11月6日（金）までにお返事をいただけたら幸いです。 演題登録の締め切りは1か月後の11月20日（金）です。 【添付資料】 ・内科学会総会 抄録
❽ 結び	お忙しい中大変お手数をおかけしますが、何卒ご指導の程よろしくお願い申し上げます。
❾ 署名	** 〇〇病院 内科研修医　松尾　貴公 PHS: 〇〇〇〇〇〇〇〇 **

図1　9つの要素を意識したメール例文

① 宛先

CC. BCC も必要であれば入力。

② 件名

シンプルかつキーワードを添えて（別項 19「選ばれるメールとは」参照）。

③ 宛名

所属・名前の順で記載。誤字がないように注意。院外の方であれば病院名や会社名をしっかり記載。

④ 挨拶

「いつもお世話になっております」「お疲れ様です」「先日はご指導ありがとうございました」などの決まり表現を記載。

⑤ 名乗り

誰からのメールか下の署名を見なくても冒頭でわかるようにする。

⑥ 要旨

まずは結論から示すことにより、何の目的のメールかを相手に理解してもらう。

⑦ 詳細

結論をシンプルに。相手が読みやすいようできるだけ短く、箇条書きや改行を使いこなして記載。

⑧ 結び

「どうぞ宜しくお願い申し上げます」という旨を最後に記載。

⑨ 署名

必ず署名を入れる。
所属・名前・連絡先をシンプルに。
院内・院外の両方の定型フォーマットを用意しておくと便利。
英語でのやり取りがある場合は英語表記で用意。

伝わるメール作成のテクニック

ビジュアルと文章のコンパクト化が鍵

\# メール

POINT

☑ メールは見た目が9割?!
☑ 差がつくブロック化とコンパクト化
☑ 思考を整理する箇条書きテクニック

　さて、前項ではメール作成の9つの要素に関してご紹介しました。
　ここでは、実際に本文で差がつく相手に「伝わる」メール作成のテクニックについてまとめてみたいと思います。

ビジュアルが侮れないメール作成術

　『人は見た目が9割』という本をご存知の方も多いと思います。人は物事を判断する際に、言葉の内容よりも視覚や聴覚などの非言語での印象が9割を占める、といった内容のものです。
　メールでも多かれ少なかれ当てはまる部分が大きいように思います。
　例えばあなたが書店で読みたい本を探す際に、パッと本を開いてまず内容よりも「読みやすいかどうか」に着目する方は多いのではないでしょうか。よほどのベストセラーだと話は別ですが、文字だらけの本はどうしても敬遠されがちです。
　例えば、同じような表現でも以下の文章で見た目が大きく異なります。

「有難う御座います」
「ありがとうございます」

　上は漢字が多くて全体として文面が黒い印象です。
　ここで強調したいポイントとしては、メールにおいて内容よりもビジュアルが重要というわけでは決してありません。前項でも述べましたが、メールは直接顔を合わせていないという特徴から、相手の都合が優先されるため返信を後回しにされ、最悪ゴミ箱に移動されることもあります。
　まずは開封してもらえるか、そして読んでもらいやすい体裁や内容を整える

工夫をすることが、メールでのコミュニケーションを行ううえで重要なのです。

文章のブロック化

　具体的なテクニックを見ていきましょう。ブロック化というテクニックは、内容を数行のかたまりにして1行あけるというものです。

　メール本文の目安は20〜30字前後です。読点（、）を多用して一文が長くなる人がいますが、30字を超えたら文章を切ることが大事です。また、文章の塊を3〜4行ごとにブロックとして捉え、1行あけると見やすくなります。これは読者にブロックの内容ごとに視覚的に捉えてもらうことにより相手の時間の節約に貢献しているのです。

　これは先に述べた「思いやりプレゼンテーション」の必須テクニックの1つだと言えます。

文章のコンパクト化

　繰り返しますが、いかにシンプルな内容にして相手に読んでもらえるかを意識することが重要ですが、この文章のコンパクト化は意外に見落とされがちなテクニックの1つです。逆に周りと差がつくポイントであるといえます。

　例えば以下の文章はいかがでしょうか。

　　×「先日担当させていただきました症例に関しまして、ご相談をしたくメールを送らせていただきました。」
　　○「先日担当しました症例に関しまして、ご相談がありメールをお送りいたしました」

　多用されがちな「させていただく」ですが、メールでは文字が増えるだけで内容としては「いたします」で事足りることが多く少しでもすっきりすることができます。「です」「ます」「いたします」で十分失礼なく伝わると思います。

思考を共有する箇条書きのテクニック

　また、要点を箇条書きにして章立てすることも読みやすいメールを作成する人は頻繁に使用しています。

　箇条書きの最大のメリットは、「読みやすさ」と「内容・思考の整理」の2つです。ビジュアル的に文章にしなくてすむので必然的に文字数が少なくなり読みやすくなります。また、箇条書きをする際にはメール作成者は伝えたい内容を短く整理してまとめるので、文章でだらだら書くよりは洗練された内容になります。

　見た目を意識してメールを作成することが、結果的に内容も吟味されることにつながるのです。

罫線やカッコの利用

　例えば下記のように開催日時の項目の記載に罫線を使用したり、添付書類を【　　】を使用したりすることなどとさまざまな工夫を真似てみましょう。

ジャーナルクラブ開催のご案内

———————————————————————

2024 年 4 月 15 日

テーマ：Transition to Oral Antibiotic Therapy for Hospitalized Adults With
　　　　Gram-Negative Bloodstream Infections

ジャーナル：JAMA Network Open, Jan 2024

担当：〇〇先生

場所：Zoom オンライン

———————————————————————

22 返信・転送・添付のテクニック

ここでも差がつくデキる思いやりの要素とは

#メール

☑ 返信は24時間以内が基本！ しかしメリハリをつけて
☑ 転送する理由を明確に提示する
☑ 添付メールは本文よりまずはファイルの添付を最初に行う

前項21「伝わるメール作成のテクニック」でもお伝えしましたが、相手のことを思いやってメールを送るという意味では返信や転送や添付もすべて共通です。

以下に優先度の高い事項をピックアップしてご紹介します。

返信のときの心得とテクニック

● できるだけ24時間以内に返信をする

「忙しかった」の言い訳は通用しません。すぐに内容に関してお返事できない場合は「改めて○○までにご連絡差し上げます」と断りのメールを送るのが礼儀です。

● 引用を効果的に使用する

本文に対するお返事などは、部分的な引用を用いて「＞」や「＞＞」などを用いて返事をするとスマートです。ただし、元メールをすべて引用してしまうと無駄に長くなるために必要な箇所のみ限定することが重要です。

● 別件のメールは改めて新規作成や件名は必ず変更して対応

後から読み返す際に行ったり来たりしてしまうので、送信先が同じでも1つの用件に対しては返信の際、件名をいたずらに変えないようにしましょう。件名ごとにまとまって表示されるメーラーが主流になっており、新規の案件の際には別立てで用意したほうが相手に対して親切です。

● 複数の宛先へのメールの返事は全員に返信が原則

　送信者は意図があって他の人に対しても To や CC に含んでいるため、他の人もあなたの返事が読めるように返信をすることが重要です。しかし、送信者のみに伝えたいことなどはもちろん例外として OK です。

● メーリングリストへの返信に注意

　メーリングリストから送られてきたメールに、個人的な内容の返信をしてグループ全体に読まれてしまう、といった恥ずかしい場面にたまに遭遇します。そのまま返信ボタンを押してしまうのではなく、表示される個人のメールアドレスをコピーして別途新規作成して送るようにしましょう。

● メールをいつ返信するか

　「メールの返信は大事」と繰り返し述べてきましたが、一方でメールの返信ばかりに気を取られ目の前の仕事が進まないことがあります。メールチェックは隙間時間、お昼休み、日常業務を終えてから、など、自分の中である程度ルール作りをすることも重要です。メール作業と目の前の仕事を行き来することは、集中力という視点では時間のロスになります。自分が集中したい時間にはメールの通知をオフにすることもスキルの１つです。

転送のときの心得とテクニック

● 送信者に転送して良いか必ず確認を

　第三者に転送して良いかどうか、内容によっては送信者が希望しないケースもあります。必ず事前に確認をしましょう。

● 「転送」であることをすぐにわかるように

　「Fw:」や「Fwd:」などとつけたままで受信側が転送であることがすぐにわかるようにしましょう。

●「転送」の目的を明確に

　転送相手には「なぜ転送するのか」「どのような内容か」などを正しく伝えましょう。明記なしに本文のみ送った場合、送信者の意図がわからず受信者が困ることがあります。

● 内容を変更しない

　転送内容はそのまま手をつけずに送ります。中身を変更したり追加したりすることは原則禁止です。

添付のときの心得とテクニック

● 添付し忘れに注意！

　本当に頻度の高いミスの1つがこの添付し忘れです。受信者に「添付されていない」旨の返信をさせるだけで相手の時間を奪うことになりますし、相手のメールBOXに余分なメールを追加してしまいます。

　必須テクニックとしては、本文を記載する前に添付ファイルから用意する習慣をつけることです。

● ファイルの大きさに注意

　筆者にも研修医の先生よりスライドの添削などの依頼が来ますが、添付ファイルの容量が10MBと非常に大きい場合があります。それぞれの施設のメールBOXの容量にもよりますが、メールBOXの整理を常にしなければならない人にとって大きいファイルは非常に痛手となります。礼儀としては2MB以内におさめるというのがビジネスでのルールです。圧縮してファイルを送るか、ストレージサービスでURLリンクの共有を通して相手を思いやる工夫をしましょう。

23 ここで差がつく時短のテクニック

処理時間を減らす3つの工夫が鍵

メール

POINT

- ☑ 処理時間を分解して自己分析する
- ☑ タイピングスピードの上達は隙間時間にコツコツと
- ☑ 辞書登録でいかにスピーディーにこなすか

　さて、日常業務で忙しい皆さんにとってメールの処理に何時間も割いている余裕はないはずです。しかし、「24時間以内に返信が基本と言われて返信をしていて気がついたら1時間も経過していた」という方もいると思います。

　社会人として仕事の一環として必須のスキルであるメールですが、工夫1つで処理時間を大幅に減らすことができます。工夫によって新たに得られた時間を勉強にあてたりリフレッシュの時間にあてたりして、より効率的に仕事を進めることができるようになります。ここでは時間を意識した3つの工夫について紹介します。

処理時間を分解して分析する

　メールをしっかり返信しない方を除いて、皆さんのなかで「何となくメールの処理時間に多くの時間がかかってしまう」と感じている方にお伝えしたい一番重要な点は、処理時間の分析です。書籍『仕事が速い人はどんなメールを書いているのか』で、著者の平野友朗さんは以下のような式を紹介しています。

> 処理時間＝メールを読む時間×通数＋メールを書く時間×通数

● メールを読む時間×通数

　まず処理時間を減らすためには、「通数」そのものを減らすということです。読むべきメールは全体の中でも限られているはずです。これは自ずとタイトルや冒頭で判断しているでしょう。あなたのメールBOXをもう一度見てみてください。毎回届くダイレクトメールや登録されているメーリングリストで、それほどチェックしていないものは削除する時間がもったいないです。あなたの

もとに「届かない」よう工夫することが意外に重要です。登録変更自体が面倒と思う方もいるかもしれません。しかし、毎回のメールチェックと削除の数秒が何か月、何年も続くと思うとあなたの時間を奪う泥棒なのです。

「メールを読む時間」に関しては、キーワードを拾い上げて重要事項だけ読んで時間を減らします。この工夫は重要ですが、ある程度限界はあり、送り手が読みやすい文章を作成しているかどうかに依存します。したがって、逆の立場としてメールを送る場合には相手にとってシンプルでわかりやすいメールを作成することで相手の時間を尊重するという思いやりにつながります。

● メールを書く時間×通数

一方、書くべきメールの通数に関しても再度見直してみましょう。直接話す、あるいは電話のほうが効果的なものはありませんか。緊急の用件、相手の理解を確認しながら説明が必要である用件、トラブルのもとになりやすい感情的な内容などはメールだと不向きです。メールのメリット・デメリットは別項18「メールの書き方の基本」で紹介しましたが、メリットがあるもの、目的が明確であるものに絞って送ることで意外に通数を減らす可能性があります。残るのが「メールを書く時間」です。これが一番差のつくポイントかと思います。

具体的な手法を以下に詳しく解説します。

メールの時短テクニック1：タイピングのスピードを上げる

ビジネススキルとして必須のテクニックの1つがタイピングのスピードを上げることです。これはメールに限らず、電子カルテの記載や診断書などを含めたビジネス文書作成、論文執筆などさまざまな場面で共通したスキルです。タイピング練習のソフトに関しては無料のものもいくつもあるので時間を見つけて練習をしてみてください。

メールの時短テクニック2：単語登録をいかに使いこなすか

本章で最も強調して伝えたいポイントがこの「単語登録」です。これを行っているかどうかで仕事の速さが断然違ってきます。できる限りストック化して書くスピードを1秒でも上げることが重要です。なかには、「登録自体が面倒で大変」と感じる方もいるかもしれません。しかし、2回同じ文章を入力した時点

で単語登録は時間的な元が取れるのです。

　筆者も普段からこの重要性は実感していましたが、先日左腕を骨折してしまって思うようにタイピングができないときにさらに痛感しました。1単語で一気に文章を作成することでメールもスムーズに返信ができることを実感したために、登録単語のストックの数が一気に跳ね上がりました。いかに「タイピングしない」工夫をするかも非常に重要だと思います。

　具体的には以下です。

「へ」→平素よりお世話になっております。

「い」→いつもお世話になっております。

「さ」→早速のお返事をありがとうございます。

「こ」→今後ともお世話になりますが、引き続きご指導の程お願いいたします。

「て」→【添付資料】

「き」→貴重なコメントをありがとうございます。

「た」→度々失礼いたします。

「ひ」→引き続きお世話になりますが、どうぞよろしくお願いいたします。

「ほ」→本日は大変お忙しい中、誠にありがとうございました。

「め」→（自分のメールアドレス）

「ご」→ご連絡ありがとうございます。

「ご」→ご提案ありがとうございます。

「ご」→ご提案のように修正しました。

「ご」→ご指導いただいております〇〇に関してですが

「い」→いつもご指導いただき感謝申し上げます。

　なかには、「決まった表現の繰り返しで相手に失礼ではないか」と思う方もおられるかもしれません。しかし、メールのなかでも以前紹介した冒頭の「名乗り」や「挨拶」、そして「結び」の部分など、ルーチンに入力するものこそ毎回考えて入力する暇はないのです。作成に時間がかかり、抜けが生じることのほうがよほど失礼です。確かに毎回ワンパターンだと冷たい印象になる可能性もあるため、レパートリーをいくつか用意してその場に合わせて選択する、くらいの気持ちでストックから引き出しましょう。仕事が速い人は皆そうしているはずです。

参考文献
・平野友朗（著）：仕事が速い人はどんなメールを書いているのか．文響社，2017

24 診断書の書き方

テンプレート化して素早く丁寧にこなす

文書を書く

- ☑ 診断書に含めるべき7つの内容を把握しよう
- ☑ テンプレートやユーザー辞書などを利用して丁寧にかつ効率よく記載しよう

　医師の業務の1つとして文書作成があります。研修医の皆さんもすでに経験している人もいると思いますが、患者さんからの診断書の記載に対する問い合わせに頻繁に遭遇します。病院や施設によっては、医療事務スタッフが下書きを代行してくれたり、テンプレートが整っていて簡単に穴を埋めていくだけであったりするところもあるでしょう。医学生や研修医のあいだに医師として必要な文書の書き方を学ぶ機会はそれほど多くはなく、地域や施設によってさまざまであるのが現状です。ここでは、医療文書のなかでも頻度の高い診断書の書き方について学んでいくことにします。

　医師が記載する診断書は、細かいものを入れると50種類以上にも及ぶといわれます。職場・学校復帰のための診断書や、保険や年金受給のための診断書、出生診断書、死亡診断書、在宅酸素療法、身体障害者申請、自立支援医療申請、特定疾患・難病申請などさまざまあります。それぞれの用途において患者さんにとって非常に重要な文書となります。医師法第19条2項に「診察若しくは検案をし、又は出産に立ち会つた医師は、診断書若しくは検案書又は出生証明書若しくは死産証書の交付の求があつた場合には、正当の事由がなければ、これを拒んではならない。」と証明文書の交付義務が明記されています。したがって、適切な診断書の書き方をマスターすることは研修医にとって非常に重要な要素となります。

診断書に書くべき内容とは

診断書に含めるべき内容として、図1のようなものが挙げられます。

診断書

住所　東京都中央区1-1-1

氏名　内科太郎

生年月日　昭和40年1月1日

病名　尿路感染症

発熱を主訴に1月1日に当院を受診し上記と診断。1月7日まで入院加療を要した。
病状回復まで約2週間の自宅療養を要する。

以下余白

上記の通り診断する。

令和6年4月1日
東京都中央区1-1
○○病院　内科
松尾　貴公

● **患者さんの氏名、現住所、生年月日**
間違いがないか必ず確認

● **病名**
病名がはっきりわからない場合は指導医に相談する

● **所見・経過**
用途に応じて内容を明記。ここでは会社への復帰のための文書と仮定して詳細は割愛

● **療養期間の見込み**
○月○日までと正確に記載したほうが良い場合もある

● **診断書発行の日時**

● **所属機関の名前・住所・連絡先**
問い合わせに対応できるよう明記

● **診断医師名**

図1　診断書作成のポイント

テンプレート化のすすめ

　上記のような文章を何度も繰り返し入力することになります。施設によっては既にテンプレートとして電子カルテに登録されていることもあると思います。もしそうでなければご自身のユーザー辞書登録やテンプレート作成によって、何度も同じ文章を入力する手間を省略するよう心がけてみてください。

COLUMN

◎ 以下余白とは

　以下余白とは、文章の最後に「ここで文章が終わり」ということを示すものです。非常に稀ですが、患者さんや家族により余白部分への文書が追記されたり削除されたりすることを防ぐ目的があります。本文の文章からできるだけ空白を開けずに「以下余白」と記載するようにしましょう。

参考文献

・一杉正仁, 他(著)：医師のためのオールラウンド医療文書書き方マニュアル. メジカルビュー, 2015

25 診療情報提供書の書き方

相手が必要としている情報を十分かつ簡潔に

文書を書く

POINT

- ☑ 相手の目線に立った思いやりの視点をもとう
- ☑ 主診断に関する情報だけではなくキーパーソンやADL、アドバンス・ケア・プランニング（ACP）に関する情報を盛り込もう
- ☑ チェックリストを活用してもれなく丁寧に仕上げよう

患者さんの一貫したケアに必要な診療情報提供書

　患者さんに医療を提供するにあたりそれぞれの施設の役割に応じたケアが必要になってきます。疾患の性質や目的に応じて、施設を移行しながら患者のケアを継続していく必要性があることも少なくありません。その際には医療従事者同士の密接なコミュニケーションが必要とされますが、そこで重要な役割を果たすのが診療情報提供書です。皆さんが実際によく遭遇する場面として、中小病院で対応が難しい患者さんを高度医療施設に転院させる際、急性期病院での治療が終わり、回復期・慢性期病院や地域包括ケア病棟、療養施設でのケアを依頼する場合、また退院後のフォローをかかりつけのクリニックにお願いする場合など、さまざまなシチュエーションが挙げられます。

診療情報提供書に含めるべき内容

　診療情報提供書を作成するうえで最も重要なポイントは、読者への思いやりの目線です。

　相手の視点に立ってどのような情報が必要であるかを考え、できるだけ簡潔にまとめることが必要です。なかには情報は多ければ多いほど良いと思っている人もいるかもしれませんが、量より質です。最初は慣れなくてもあなたが診療情報提供書を読む立場になると、次第にポイントがわかってきます。

診療情報提供書

令和　年　月　日

紹介元医療機関の情報

紹介先医療機関名
東京中央病院

総合内科　田中　花子　先生　御侍史

紹介元医療機関の所在地及び名称
○○病院
東京都中央区1-1
電話番号　03-○○○-XXXX
医師氏名　松尾　貴公／山田　太郎　印

**紹介元医療機関の情報
（指導医の名前も一緒に
入れる）**

患者情報

患者氏名　佐藤　太郎
患者住所
電話番号　　　　　　　　　　　　　　　　性別　男・女
生年月日　明・大・昭・平　　年　月　日（　歳）

**傷病名
（厚生労働省の規定
では併存疾患に関す
る情報も含めること が
定められている）**

傷病名　#1　腎盂腎炎　#2　2型糖尿病　#3　高血圧

平素よりお世話になっております。
この度は上記患者さんのリハビリテーション目的の転院の受け入れをご快
諾いただきましてありがとうございます。
以下に当院での入院経過と併存疾患に関してプロブレムごとに示します。

**病歴及び治療経過
有意な情報を簡潔ま
とめる**

病歴
及び
治療経過

 # 右下腿蜂窩織炎
38℃の発熱と右下腿疼痛を主訴に1月1日に当院に救急搬送されました。
来院時、右下肢の腫脹と境界明瞭な発赤、圧痛を認めたことから蜂窩織炎
と診断し、セファゾリン1g 3回8時間ごとに開始しました。下肢エコー
では明らかな膿瘍形成や深部静脈血栓症の所見は認められませんでした。
入院3日目に解熱し、その後局所の改善が得られるまで合計10日間の
点滴投与を行いました。なお、血液培養は陰性でした。抗菌薬終了後も現
在のところ発熱や右下腿疼痛などの症状の再燃はありません。

**CEZなどの略語は使わ
ない**

 # 2型糖尿病
直近のHbA1cは6.3％でメトホルミン塩酸塩 750 mg/日を継続中です。近医
かかりつけ医によりフォローされています。入院中はスライディングスケ
ール対応としていましたが血糖値は110-150 mg/dL前後で経過しており
ます。同薬剤の継続をお願します。

 # 高血圧
テルミサルタン20mg/日を継続中です。普段の血圧は120mmHg前後、入
院中も120-130mmHgで経過しております。同薬剤の継続をお願します。

**ADLの情報に
ついて明記**

**キーパーソンの
情報について明記**

 # ADL
入院中に早期よりPTが介入しましたが、疼痛のためベッド上で安静にす
る時間が長くなり下肢の筋力が低下しました。元々のADLは杖歩行でした
が、現在は介助下で立位と歩行が可能な状態です。今後のリハビリテーシ
ョンの継続によりもともとの杖歩行を目標としております。嚥下機能に関して
は問題なく普通食の摂取が可能です。

**もともとのADLについて
明記**

**嚥下機能や栄養摂取経路
について明記**

 # Social
キーパーソンは長女で同じ中央区に在住です。要介護認定に関しては、現
在「要支援2」で特に変更はありませんが、今後のリハビリテーションの
状況に応じて変更をご検討ください。ソーシャルワーカーには入院中の経
過と現在の状況については報告済みです。急変時の対応に関しては以前か
ら本人の強い希望でDNARを希望しています。長女を含めたその他のご家
族もご本人の意向を大事にされており同意しています。キーパーソンの長
女への連絡先は携帯電話を希望されています。

要介護認定に関して明記

**急変時の対応について
明記**

当院での経過は以上の通りです。
ご不明な点がございましたら当科まで遠慮なくご連絡ください。
お忙しいなかお手数をおかけしますが、引き続き御高診・御加療をどうぞよ
ろしくお願い申し上げます。

**検査結果
（重要なものはここに
明記しても良い）**

検査結果　血液検査と画像所見を添付いたします。

**現在の処方
（一般名か商品名に
揃える。休薬中の処
方があれば明記）**

検査結果

メトホルミン塩酸塩 250mg　1回1錠　1日3回　毎食後
テルミサルタン 20mg　1回1錠　1日1回　朝食後

（休薬中の処方）
なし

図1　診療情報提供書作成のポイント

診療情報提供書に記載する重要なポイント

研修医の皆さんが病棟研修を行う際に最もよく遭遇する、「急性期の加療を終えて回復期リハビリテーション病院や慢性期病院に移行する場面」、診療情報提供書に記載するポイントとして以下のような内容が挙げられます。

- ・主診断名
- ・併存疾患・既往歴
- ・入院後経過
- ・主要な検査結果
- ・ADL とリハビリテーションの状況
- ・食事形態
- ・退院時の処方内容
- ・アドバンス・ケア・プランニング(ACP)の実施状況
- ・キーパーソン
- ・生活状況

一方、ありがちなミスとして以下のような内容が挙げられます。

- ・情報がまとまっていない(多すぎる)
- ・略語や専門用語を多用して内容が理解できない
- ・検査結果や画像が添付されていない
- ・キーパーソンや社会的背景が不明瞭である
- ・敬語や言葉遣いが正しくない
- ・処方内容とお薬手帳の内容が異なり、どれを継続・再開すれば良いか わからない

また、出来上がった後には必ず以下のチェックリストを利用して相手に失礼にならないようにしましょう。

チェックリスト

☑ 紹介相手の所属機関や医師の名前は間違っていないか

☑ 医師の氏名の横に印鑑は押されているか

☑ 患者情報は間違っていないか

☑ 診断名は適切か

☑ 病歴および治療経過が過不足なくまとまっているか

☑ 血液検査や画像検査などの重要な資料が同封されているか

☑ 処方内容がこれまでのお薬手帳と一致するか(休薬している薬があ
れば再開時期がいつか明記されているか)

参考文献

・齊木好美(著):良質な診療情報提供書を書くために.小坂鎮太郎,他(監):スマートな
ケア移行で行こう!.医学界新聞 3329;4,2019
・鄭 東孝(著):紹介状および返事の作成.medicina 30;497-501,2003
・天野雅之(著):長文なのに喜ばれる!? ―回復期/慢性期病院への「転院依頼の紹介状」・
総合診療 30;1002-1006,2020

患者満足度向上のために

満足度に影響する因子を把握しておく

患者に接する

☑ 患者さんが「何を求めているか」という視点に立って考えてみよう
☑ 代表的な患者満足度調査のためのツールである HCAHPS を理解しよう

患者満足度＝医療者に求められていること

研修医として患者さんに接する際にはどのようなことに気をつければ良いのでしょうか。患者さんのことをしっかり把握する、患者さんの訴えに十分耳を傾ける、患者さんの家族を大事にする、などが思い浮かぶかもしれません。

結論から言うと、患者さんやその家族が医療者にどのようなことを求めているかを把握することが重要です。皆さんがこれまでに自身が患者としてクリニックや総合病院などの医療機関の外来を受診したり、入院をしたりなどの経験がもしあれば思い出してみてください。また家族や親族の付き添いやお見舞いも同様です。

外来や入院病棟で患者さんや家族の満足度に影響する因子を以下に列挙してみます。

> **外来**
> - 受診のしやすさ（予約システム・診療時間・立地・ホームページの見やすさ）
> - 医療スタッフ（受付・看護師・医師・薬剤師など）の丁寧さ/親切さ
> - 診療までの待ち時間の短さ
> - 待合スペースの快適さ・清潔さ
> - 医師の問診や診察にかける時間
> - 医師による病状や治療内容の説明の丁寧さ
> - 医師のアイコンタクト/コミュニケーション
> - 質問に対する回答の適切さ
> - 痛みを軽減してくれるかどうか
> - 不安や心配を共感してくれるか

- 会計時の待ち時間の短さ
- 処方箋受け取りの際の薬剤師による説明の丁寧さ

入院

- 医療スタッフ（受付・看護師・医師・薬剤師など）の丁寧さ/親切さ
- 病室までの行きやすさ
- 病室の広さ、快適さ・清潔さ
- 大部屋の場合は他の患者さんとの関係性・騒音
- 食事内容
- 看護師のケアの丁寧さ、言葉かけ、共感、すぐに対応してくれるか
- 医師の回診にかける時間
- 医師による病状や治療内容の説明の丁寧さ
- 医師のアイコンタクト/コミュニケーション
- 質問に対する回答の適切さ
- 痛みを軽減してくれるかどうか
- 不安や心配への共感
- 家族へのねぎらい
- 処方内容の説明の丁寧さ
- 退院時のわかりやすい指示/言葉かけ

　これらの要素のうち、病院全体として取り組む必要があるもの、研修医個人で実行可能なものの2種類に分かれます。例えば入院患者の場合、病状や治療内容の説明やアイコンタクト/コミュニケーション、質問への回答、不安や心配の共感、家族へのねぎらいの言葉などは改善できる要素です。

患者満足度を測定できる HCAHPS とは

　現在、患者満足度調査の中で最も広く普及しているのは、HCAHPS（Hospital Consumer Assessment of Healthcare Providers and Systems Survey）と呼ばれる調査です。患者満足度は主観的なものがほとんどですが、可能な限り点数化して満足度向上のためのツールとして普及しており、礼儀正しさ、話を聞いてくれるか、説明のわかりやすさ、迅速な対応、疼痛への対応など、上記に挙げた内容が含まれます。日本語版も公開されており、皆さんも、患者さんがどのような要素をもって満足できるかを知るためにも、ぜひ目を通してみることを

お勧めします。

研修医でも患者満足度に貢献できる

　もしあなたがとても激しい腹痛に見舞われたとして、救急外来を受診することを想像してみてください。待ち時間が長いなか、研修医や看護師が言葉をかけてくれたり背中をさすってくれたりすることで少し和らぐかもしれません。また、毎日遠方から親族の入院の付き添いで精神的にも身体的にも疲労している際に、スタッフの温かいねぎらいの言葉に救われることがあるかもしれません。医療スタッフのほんの少しの気遣いや言葉かけが患者さんや家族にとって大きな力になることがあります。

　研修医の皆さんのなかには、患者さんに満足してもらえることは少ないと感じる人もいるかもしれません。確かに知識や経験の不足から患者さんのクレームの原因になることもあるでしょう。しかし実際には、皆さんが思っている以上に、治療内容や結果が患者さんに与える影響は大きいですが、いかに自分の苦しみや痛みをわかってくれるか、話を聞いてくれるか、などの主観的な部分が患者さんや家族の満足度に影響するということが、前述の項目を見てもわかるかと思います。研修医の皆さんは患者さんとの距離が近いため、実は逆に上級医よりも満足度が大きいことが度々あります。研修医の皆さんも立派な医療スタッフの一員なのです。皆さんの誠意は必ず患者さんや家族に伝わるはずなので、ぜひとも自信をもって患者さんのケアに尽力してほしいと思います。

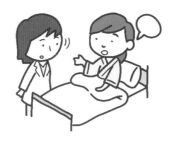

参考文献
・HCAHPS：Patients' Perspectives of Care Survey：CMS. gov
　https://www.cms.gov/Medicare/Quality-Initiatives-Patient-Assessment-Instruments/
　HospitalQualityInits/HospitalHCAHPS
・HCAHPS 日本語版
　https://www.patient-experience.net/hcahps-japanese

27 患者さんの家族への接し方

自分が患者の家族だったら主治医に何を期待するか

患者家族に接する

☑　患者さんの家族を把握しよう
☑　自ら能動的に家族に病状を説明しよう
☑　家族に対してねぎらいや感謝の気持ちを述べよう

　患者さん本人への接し方・満足度に関しては前項で述べました。ここでは、患者の家族に対する接し方について述べたいと思います。

　皆さんのなかで、ご両親、配偶者、子どもなどのご家族が外来を受診したり入院したりされたことがある方は比較的想像しやすいかと思います。患者さんの家族として医療のケアに対してどのように感じたでしょうか。医師、看護師、コメディカルスタッフ、受付スタッフなど、医療スタッフが患者さんの家族に与える影響は想像以上に大きいです。医療スタッフの言動や態度が患者だけではなくて家族にとってもプラスにもマイナスにも影響を与えます。以下に1つずつ考えてみましょう。

患者の家族を十分把握する

　皆さんが入院病棟で、ある患者さんを担当したとします。病歴の把握や疾患に対する理解、マネジメントについて指導医と議論することは大事ですが、それ以上に重要なことは、家族を含めた患者さんの社会的背景を把握することです。入院中の精神的・経済的な支えや、退院後に社会調整が必要である場合にも患者さんの家族は非常に重要な役割を果たします。そのために、キーパーソンは誰であるか、どのように連絡を取れば良いかを素早く把握し、自ら能動的にコミュニケーションを取るようにしましょう。

家族に対する説明を十分に行う

　患者さんの家族に対する病状説明は患者さん本人と同様に非常に重要です。家族は患者さんの今後の転帰に関して常に心配しているはずです。研修医として、良いニュースを伝えることは精神的には楽です。しかし、患者さんの病状

が悪くなることも日常臨床では多々あります。この際に、できるだけ客観的に細かく病状を伝えることは家族との信頼関係を維持するうえで重要です。患者さんの家族から病状の問い合わせをされる前に、皆さんから病状説明の時間を設けるよう心がけましょう。

家族に対するねぎらい・感謝の言葉の重要性

　患者さんの家族に対する病状説明に加えて最も重要と思われるのが、家族に対するねぎらいと感謝の言葉です。患者さんの家族は人によって程度の差はあれど、自分の生活や仕事に影響を受けながらも患者さんに対するサポートを行っています。なかには、入院が長期に及ぶと、度重なるお見舞いや持続的な病状回復に対する不安のために身体的・精神的に疲れてしまうことがあります。患者さんに対する精神的なケアは比較的日々の診療で考えていると思いますが、家族に対するケアの視点をもつようにしましょう。皆さんの「いつもお見舞いお疲れさまです」「サポートいただきありがとうございます」「休めるときにゆっくり休んでくださいね」などといった、患者さんの家族に対するねぎらい・感謝の言葉により、精神的負担がふっと軽減されることがあります。患者さんの家族のなかには、皆さんに不満を言ったりクレームを言ったりする方もいて対応に困ることもあるかもしれません。しかし、皆さんのねぎらい・感謝の言葉が、家族にとって「しっかり家族のことも気にかけてくれている」という安心感・信頼感につながることがあります。この部分の詳細については、後で記す別項44「クレーム対応力」で解説します。忙しさを理由に家族に説明する時間がないというのは言い訳にはなりません。皆さんの普段の診療において、患者さんの治療と同様に家族に対するケアを強化できるか今一度振り返ってみてください。

28 残された患者さんの家族への接し方

死をみとる1週間

家族への対応

- ☑ ベッドサイドにいつも以上に足を運ぼう
- ☑ 家族にもできることを具体的に伝えよう
- ☑ 闘病生活を肯定し家族へのねぎらいや感謝の言葉を伝えよう

　皆さんはお亡くなりになる患者さんの家族に対してどのように接していますか。何と声をかけたら良いかわからないと答える研修医の先生が多くいます。書籍『死をみとる1週間』では、患者さんが亡くなる前、亡くなった際にどのように家族に接すれば良いか丁寧に解説されています。

ベッドサイドに足を運ぶ

　死を直前にした患者さんの回診をどのように行えば良いでしょうか。コミュニケーションが取れなくなった患者さんの病室を訪問することは研修医として容易ではありません。家族が患者さんのそばにつきっきりで、心配そうな表情で皆さんの診察や言葉を待っている状況も頻繁にある光景です。研修医の皆さんのなかには、何もできない無力感からベッドサイドから足が遠のいてしまう方もいるかもしれません。しかし重要なことは、死を直前にした状況だからこそ、患者さんの病室にできる限り足を運びましょう。何も言わなくてもそばに座っているだけで患者さんと家族は喜び、感謝するはずです。「Doing(何かをすること)」よりも「Being(そばにいること)」がこの状況では重要になります。

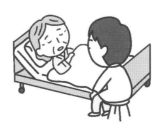

家族にできることを伝える

　患者さんの家族は自分たちがそばで何もしてあげられないことに対して不安や焦りを感じます。そこで、家族にもできることを具体的に伝えることにより家族自身の満足感や自己肯定感につながることがあります。

　具体的には以下の2つです。

> 🔊 「最期まで耳は聞こえますから声をかけてあげてくださいね」
> 「血の巡りに良いので、手を握ったり時折手足をさすったりしてあげてください」

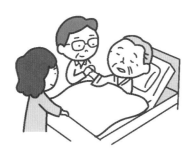

　また、患者さんの家族が心配することとして、患者さんに痛みがあったり、苦しんでいるのではないかということがあります。疼痛や嘔吐などに可能な限り適切に対応することはもちろんですが、亡くなる前に現れる徴候を把握し、家族に言葉で説明することを心がけましょう。特に、死の直前に現れる呼吸は「呻吟」と呼ばれ、家族からするととても苦しんでいるように見えてしまいます。しかし、「患者の意識は低下しており、苦しみからは解放されている」ということを言葉で伝えることにより、家族は安心してそばで見ていられるようになります。また、「ずっとそばで見てあげなければ」と責任感に駆られて、睡眠不足が続いたり精神的に消耗したりする家族も時折見受けられます。家族に「しっかりと休むことも患者さんのため」と医療者側から休養を促しましょう。

おみとりの際にかける言葉

患者さんがお亡くなりになった際に、家族として「あのときこうすれば良かった」「自分はしっかりサポートできていただろうか」などと後悔したり不安になったりすることも少なくありません。しかし、大前提として悔いのないおみとりはないということです。医療スタッフの言葉かけは家族にとって非常に重要な意味をもたらします。「ご臨終です」「息を引き取られました」「亡くなられました」とおみとりの言葉を伝えた後、プラスαの言葉かけができるかどうかが鍵です。患者さんと家族の闘病生活を肯定し、ねぎらいの言葉をかけるように心がけましょう。

以下にいくつかの例を示します。

🔊 「最期の痛みや苦しみは最小限だったと思います」

家族が最も心配する痛みや苦しみがあったかどうかに関して安心感を与える

🔊 「ご家族に囲まれて本当に幸せだと思います」

家族の存在が本人にとって意義のあるものだったことを伝える

🔊 「○○さんに会えてとても嬉しかったですよ」
「○○さんの人柄や人生にとても教えられました」

患者さんが自分に良い影響を与えてくれたことに対する感謝の意を家族に伝える

🔊 「ご家族の皆さんも本当によくがんばりましたね」

家族に対するねぎらいの言葉をかける

🔊 「しばらくご家族だけでお別れの時間をもっていただきます」

おみとりの主役は患者さんと家族であることを理解し、第三者がいては表わせない言葉や家族だけの大事なひとときを尊重する

万が一、最期の場面に立ち会えずに大変後悔の念をもつ家族もいるかもしれません。

「最期の場面に立ち会えなくても、これまで長い間寄り添っていただいたこと自体が〇〇さんにとって幸せだったと思いますよ」

　上記のいくつかのポイントを参考にしながら、研修医の皆さんも患者さんと家族が最期の貴重な時間を迎えられるためにできることを是非実践してみてください。

参考文献

・柏木哲夫(監)：死をみとる1週間．医学書院，2002

29 ケースカンファレンスに参加する際の心得

積極的な発言と質問をルーチン化

会に参加する

POINT

- ☑ 積極的に発言して学習効果を高めよう
- ☑ 必ず最後に1つは質問することを意識してみよう
- ☑ カンファレンスが終わった後が勝負！ 自分でそのテーマについて深く調べてみよう

　皆さんの施設のなかで、研修医対象のケースカンファレンス（症例検討会）が定期的に開催される施設は多いと思います。頻度や設定時間はそれぞれ違いがあると思いますが、研修医の皆さんにとって、このケースカンファレンスは自分が直接経験していなくても類似体験をすることのできる貴重な学習機会です。ここでは、このケースカンファレンスにおいて学習効果を高めるための具体的なテクニックについて紹介します。

間違いを恐れない！ 積極的に発言を！

　症例提示の途中で追加すべき問診事項、考えられる鑑別診断、次に行うべき検査や治療方針など研修医の皆さんに意見を求められる場面があると思います。ここではまず、いかに自分の意見を積極的に述べることができるかが第一の関門です。自分の回答に自信がなかったり間違いを言ってしまうことに対して不安になったりして、発言がうまくできない人もいるかもしれません。しかし、まず何かしら発言できた時点であなたは大きく周囲から一歩前に出ることができているのです。カンファレンスに参加する人数が多ければ多いほど、発言することはなかなか容易ではありません。また厳しい指導医が後ろに座っていると緊張してしまうことも筆者は経験しています。発言中に頭が真っ白になったり見当違いなことを言ってしまったりして恥をかくようなことがあるかもしれません。しかしそれは全く問題ないのです。勇気を振り絞って積極的に発言したという事実そのものが記憶の定着につながり、その後の学習に大きく寄与する可能性があります。症例検討において回答に正解はないのです。そして重要なことは、自分の発言から何かしら周囲の参加者も学ぶことができるという点です。人が発言すればするほど後から発言しにくくなることも多いた

93

め、できるだけ、まずは早めに手を挙げることを目標に積極的に発言を心がけてみてください。ある程度の回数をこなすことで、次第に慣れて発言のハードルが徐々に低くなることを実感すると思います。繰り返しのチャレンジが必要なのです。

最後には必ず質問を！　質問することで3重の効果

　カンファレンス中に研修医としてわからないことはたくさんあるはずです。症例提示の最後に質問の時間が設けられることがあるかと思います。ポイントはそこで必ず質問を1つするように習慣づけることをお勧めします。（別項41「質問力」参照）

　理由は3つあります。1つ目は最後に質問をしようとすることでカンファレンス中の情報の取り方やレクチャーの聞き方が密度の濃いものになるからです。2つ目に、質問は自分のためだけではなく一緒に参加している周囲の仲間のためにもなります。「こんな質問は基本的すぎて恥をかかないかな」と不安になるかもしれませんが、どんな質問に対してでも優れた教育者は教育的な観点から参加者のプラスになるよう覚えておくべきポイントを与えてくれるのです。自分が疑問に思った事項は必ず近い将来同じ疑問にぶつかるため、その場で消化することをお勧めします。3つ目に、質問すること自体が指導医に自分のやる気を見せるチャンスとなります。興味を持ってくれる研修医は指導する側にとっても気持ちが良いものです。カンファレンスの後に個別にフィードバックをくれたり、さらなるお勧めの教育資料を提供してくれたりすることもあります。（別項43「教えられ上手になるために」参照）

　なかには、ケースカンファレンスの最後に研修医は1人あたり1つ質問するまで部屋から出られないというルールを決める指導医もいます。皆さんには質問をすることのメリットを是非理解し、積極的に発言してほしいと思います。

Further reading のススメ

カンファレンスで取り上げられた疾患や学習事項はその場の議論やレクチャーにとどまらず、自分で学習を深めるようにしましょう。あたかも自分が経験した症例であるかのようにその疾患について詳しくなり人に伝えられるようになること、次に同様の症状や患者さんが目の前に来たときにスムーズに対応できるようになることが目標です。カンファレンスで何となく聞いたことがあっても実際に自分で復習する機会がなければ自然と忘れてしまいます。カンファレンスで共有された貴重な症例を自分のものにするためには、まずは短時間で良いので紹介された参考文献を確認したり、自分なりのまとめを作ってみたりする努力をしてみましょう。ここが一番差のつくポイントだと筆者は考えています。SNS に学習事項を投稿することにより記録をつけて後から見返すことができるようにします。記憶を定着させることができるように皆さんに合った方法を実践してみることをお勧めします。

30 有効なオンラインカンファレンス参加のコツ

事前準備・参加中・参加後で差がつくテクニック

会に参加する

POINT

☑ 事前準備は入念にし余裕を持って入室しよう
☑ カメラはオン！ チャット欄や挙手機能を積極的に活用しよう
☑ 参加した後には、お礼を忘れずに

COVID-19 の影響により、さまざまな施設でオンラインを活用したカンファレンスが一気に普及したことは皆さんの周知の通りです。レクチャーや症例検討会、各種会議など、Zoom や Teams、Webex などのオンラインの媒体を利用してさまざまな場所から気軽に参加できるようになりました。研修医の皆さんはどのようなことを心がけて普段のオンラインの勉強会に参加しているでしょうか。すでに皆さんが実行できていることもあるかもしれませんが、この項では、オンサイトでのカンファレンスと比較したメリット・デメリットを再度認識し、オンラインでの勉強会で最大の学習効果を得られるためのコツについて解説します。

Online vs In-person

それではまずオンラインと In-person カンファレンスの比較について以下に示します。

Online vs In-person

Online		In-person
どこからでも参加できる	場所	遠くからは参加できない
デバイスや安定したインターネット環境の確保が必要	環境	参加者の人数に応じて会場の広さやスクリーン・マイクなどの準備が必要である
移動の時間が省略でき、前後の時間を有効活用できる	時間	会場に行くための移動時間が必要である
同時に複数の人が発言することが難しい 雰囲気が伝わりにくい	発言・雰囲気	会場の緊張感や雰囲気が伝わりやすい

相手の目線や表情、反応を汲み取ることが難しい	反応	相手の目線や表情反応を汲み取りやすい
特定の個人と会話することが難しい	参加者との会話	会の前後や休憩時間に他の参加者と会話しやすい
ブレイクアウトのために操作が必要となる	グループディスカッション	行いやすい
スクリーンショットやレコーディング機能などを通して比較的保管しやすい	記録	会全体の録画は比較的困難である

　この表からもわかるように、オンラインのメリットとして、どこからも参加できる、移動の時間が省略できる、レコーディングやスクリーンショットなどを利用して後から見返すことが可能である、などが挙げられます。

オンラインカンファレンスの前に必要な事前準備

● 時間を守る

　開始時刻ギリギリに入ろうとするとネットワークの問題やトラブルで入れないことがあります。時間には余裕を持って5分前には入室するように心がけましょう。

● インターネットや wi-fi の環境を確認する

　インターネットの接続が弱い環境では会の途中に接続が途切れてしまっては話になりません。事前にインターネット環境をしっかり確認しましょう。

● カメラとマイクの動作を確認する

　特に外付けのヘッドフォンやカメラを使用する際には事前に正常に動作するかを確認しましょう

● 周囲の騒音を確認する

　自分の発言の際に周囲の騒音が問題になることがあります。また周囲に同じ会に参加する人がいる場合ハウリングしたり、自分が発言した声が周囲の端末

から時間差で二重に聞こえたりすることもあります。ヘッドフォンやイヤホンを積極的に利用しましょう。

● 背景を準備する

　時と場合に応じて背景を設定しましょう。シンプルな色がお勧めですがそれぞれの施設で推奨されている背景を使用するか、自分なりに適切な背景を作成し事前に設定しておきましょう。

● 手元にメモ帳やノートを準備する

　別項 40「メモ力」でも述べますが、カンファレンスで重要な点をできるだけメモを取るようにしましょう。キーワードを並べて自分の発言する内容をまとめたり、参加者の発言で重要だと思うことを書き留めることにより、その後の振り返りにも大きく役に立つことがあります。

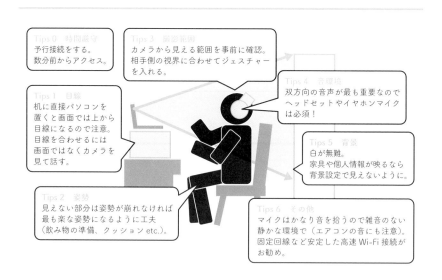

後藤　徹：オンラインツールを使いこなす者がコロナ禍を制する！ 学びをとめるな、未来をつかめ医学生・研修医のための「コロナ禍を生き抜くヒント」．週刊医学界新聞（レジデント号）：第 3395 号（2020.11.09）より

いざ参加！ オンラインカンファレンス参加中に必要なテクニック

● カメラをオンにして積極的に参加していることを相手に示す

　あなたの顔や表情を他の参加者が見られるようにしましょう。発言をしている人は聞き手の反応を知りたいものです。カメラをオフにして参加する人も多く見受けられますが、話し手は聞き手がちゃんと聞いているのか、他のことをしているのか、さらにはその場にいるのかいないのかわかりません。双方向の議論のためにも表情やジェスチャーなどを表示できるようできる限りカメラをオンにしましょう。

● 相手の発言をしっかり聞く

　オンラインでのカンファレンスに限ったことでありませんが、相手の発言の内容をしっかりと傾聴してください。オンライン特有のその場の雰囲気が読みにくいという短所を克服するために、相手の言葉をしっかりと受け止め自分の発言に活かしましょう。

● 挙手機能を利用して積極的にコメントする

　他の人が話している最中にあなたが発言を始めると発言者は混乱してしまいます。挙手機能を利用して司会者がいる場合は司会者からの指示を待ちましょう。また、特に症例検討会など議論の際には自ら積極的に発言を心がけましょう。

● 発言が重なったときは相手を優先する

　周囲の人と発言するタイミングが重なったときは積極的に相手に譲りましょう。相手の発言を無視して自分だけどんどん発言をする人が見受けられますが、マナー違反です。自分の発言が終わった場合には「以上です」と区切りをつけることも周囲が発言しやすくなります。

● チャット欄を有効活用する

　途中で質問が生じた場合に相手の話を遮って質問がしにくい場合には、チャット欄を有効活用しましょう。後から司会者やレクチャーをしてくれる人から良いタイミングで全体に共有してくれるはずです。チャット欄の送信先も「全員」なのか「特定の個人」なのかを確認することも重要です。個人宛に送ったメッセージが全員に公開されることにならないようにしましょう。

終わって一安心する前に！ カンファレンス後にやるべき3つのこと

● 配布資料や学習資料を保管する

　レクチャーやカンファレンスでのスライドや配布資料などはできるだけすぐに整理して保管します。もし勉強会でスライドがまだ共有されていなければ、発表者に後の学習のために共有してもらえるかを問い合わせてみましょう。また会の途中での参考文献や今後読みたい記事などの学習資料が出てくれば、皆さんのそれぞれ保管しやすい形で保存します。

● レコーディング機能を利用する

　オンラインの媒体や契約プランによってはレコーディング機能で内容を保存することができます。上記のスライドなどの配布資料以外に、レコーディングした内容はその後の復習に大変役に立ちます。通勤などの移動時間や日中の隙間時間に再生することにより、記憶の保持につながります。

● 発表者とコミュニケーションをとる

　カンファレンスの内容が指導医によるレクチャーであれば、レクチャーを行ってくれた指導医に対して終了後にできるだけすぐにお礼を述べます。レクチャーを行う側からすれば、どのようなことが研修医にとって満足であったか、どこが物足りなかったかは大変に気になるものです。できるだけ具体的にどのような部分が勉強になったかだけでも指導医に伝えることは非常に有効なフィードバックになります。また会の途中に質問できなかった疑問点があれ

ば、時間が経つ前にできるだけ早期に質問をするようにしましょう。

参考文献

・後藤　徹：オンラインツールを使いこなす者がコロナ禍を制する！ 学びをとめるな、未来をつかめ医学生・研修医のための「コロナ禍を生き抜くヒント」．週刊医学界新聞（レジデント号）：第 3395 号．医学書院，2020

31 見学生を受けるときのテクニック

「学生さん」と呼んでいませんか？

見学者への対応

POINT

- ☑ 一流ホテルのホスピタリティから学ぶ受け入れの心得
- ☑ You are always on stage!! あなたは常に見られている
- ☑ Win-Win Learning のススメ

　皆さんは病院見学の学生にどのように接していますか？ 夏休み、冬休み、春休みと多くの学生が研修先を選ぶために病院見学を行います。研修医の実際の勤務の様子を見学するために、皆さんに1日シャドーイングすることも多いと思います。

　見学生が後ろにつくと仕事が進まない、1日中対応しなければならないのは疲れる、そう思っている人も少なくないのではないでしょうか。

　ここでは、見学生を受け入れる際に必要なテクニックについて紹介します。

一流から学ぶ「見学して良かった」と思ってもらうホスピタリティとは

　皆さんが研修先を選ぶ際に病院を見学した際に、どのような点を重視しましたか？ 病院の施設概要やプログラムの内容、救急車受け入れの数、受け持ち患者数、当直の回数、給料など多くの点が挙げられると思います。これらのようなハード面はもちろん大事ですが、他にもソフト面、つまり見学についた研修医や指導医の雰囲気や見学についた際にどのように接してくれたか、などが重要であった方も少なくないと思います。

● チームの一員として温かく迎える

　あなたにとって医学生は、多くの見学生の中の1人に過ぎないかもしれません。しかし、見学生にとっては、全国からあなたの病院を見学するためにお金と時間を使ってわざわざ来ているのです。そこでまずは、「見学に来てくれてありがとう」と感謝の意を述べます。皆さんも病院見学をしたときのことを思い出してください。医学生としては、「忙しいなか邪魔にならないかな」、「対応してくれるかな」、と不安をもちながら見学に臨む方も少なくないと思いま

す。まずは最初の挨拶で目を見てしっかりと握手から入り、温かく迎えること
が大事です。

● 医学生を名前で呼ぶ

　ホスピタリティで有名なホテルは、まず間違いなくお客様の名前を覚えるの
が早いと言われます。「お客様」ではなく「〇〇様」、と名前で呼んでもらえるこ
とで自分に対する特別な意識を向けられていると感じるからです。相手を名前
で呼ぶことは簡単なようで意外に難しく、皆さんも医療現場で「先生」や「看護
師さん」などを使って相手を呼ぶことも多いのではないでしょうか。「学生さ
ん」も同様です。多くの見学生の中の1人という立場で、名前を覚えてもらえ
ることがいかに嬉しいことか、逆の立場になって考えてみましょう。

● Acknowledgement（承認）を意識する

　実際に見学の現場では、目の前の患者さんにできることを一緒に考えたり、
時には診察も一緒に行ったりすることもあると思います。指導医が医学生の意
見を尊重してくれ、医学生の目線で大事なポイントを教えてくれると医学生と
しては嬉しいものです。医学生に「自分が必要とされている」という認識付けを
行うことも重要事項の1つであり、これをCoachingの専門用語で言うとAc-
knowledgement（承認）といいます。
　したがって、皆さんはたとえ半日の見学でも決して「お客さん」ではなく
「チームの一員」として対応することを習慣づけましょう。医学生として自分の
存在価値を感じてもらえることで学習意欲が高まります。

You are always on stage!! あなたは常に見られている

　次に重要な点が、「あなたは常に見学生から見られている」ということです。
将来のために自己投資をしている見学生にとって、見学時間は短いかもしれま
せんが、あなた自身が病院の「顔」であり、病院選びの判断材料になるはずで
す。実際に医学生が1年後、2年後に自分が働いている環境を想像できるか、
この病院だったら成長できそうだというのを感じてもらえるかどうかは非常に
重要です。
　見学において医学生からさまざまな質問を受けると思います。そのやり取り

の中で、病院の良い点、改善すべき点、研修生活における苦労などを共有することもあるでしょう。「生の声」として見学生に伝えることはもちろん重要です。しかし、病院の診療科や指導医の悪口、また他の病院を下げるような言い方などは聞いている医学生にとって非常に居心地が悪いものです。これらを心の中で思っていたり周囲の仲間と共有したりすることはあるかもしれませんが、病院を代表する立場としてこのような行為はプロフェッショナルな行為ではありません。このような言動は、1〜2年後にこのような姿になってしまうのかな、と不安に思わせることになり、決して良い印象は与えません。

　逆に、「このような研修医になりたい」「自分もこの先生みたいに頑張りたい」などとポジティブに影響を与えることも多いです。皆さんも6年生のときに、1年しか変わらないのに研修医1年目の先生がバリバリ働いている姿を見て刺激を受けた経験をお持ちの方も多いでしょう。病院見学は決して有名病院である必要はなく、小さい病院でも「この先生のような熱い指導医になりたい」「あの先生のような人との接し方を自分もできるようになりたい」などの出会いが得られる可能性があるため、医学生のうちに1つでも多くの病院見学をして、理想のロールモデルを全国にできるだけ多く見つけるよう医学生には勧めています。皆さんがそのようなポジティブにもネガティブにも影響を与える存在であるということを常に念頭において、医学生を積極的に迎え入れてみましょう。

Win-Win Learning のススメ

　それでは実際に、見学生があなたにシャドーイングを行う場面を思い浮かべてみてください。上記に述べたことは頭では理解していても、実際にはゆっくり座って話す暇もないまま1日が終わってしまった、なんてこともあるかもしれません。時間に余裕がありレクチャーの1つや2つできる環境があれば良いのですが、実際には忙しい研修病院であればあるほど、「とりあえず後ろからついて来て」スタイル、カルテを書く際には「とりあえず横に座っていて」スタイルであることも少なくはないと思います。

　ここで1つお伝えしたいのが、見学生にアクティビティを与えるテクニックです。例えば、上記のカルテを書きたいときに、最初にカルテの書き方などを見てもらうこと自体は重要だと思います。しかし長時間に及ぶときに見学生に待たせるのは申し訳ないな、と思うかもしれません。また、解説しながらだと集中できないと思うかもしれません。そこで、例えば10分という時間を設定

して課題を与えます。「この記事について読んで 10 分後に教えて」と以前のレクチャースライドや自分が読みたかった記事を渡します。見学生はこのタスクを 10 分以内にこなし、研修医にプレゼンができるよう必死になって読むと思います。そこでこの間にカルテを一気に仕上げます。予定の 10 分後に移動しながらでも見学生のプレゼンを聞くのです。自分の読みたかった記事、復習したい内容などを耳で医学生が教えてくれることになり、自分にとっても忙しい日常業務の中で効果的に学ぶことができます。この繰り返しです。医学生にとっても見学時に見た患者さんや上級医の前でプレゼンした内容というのは緊張感もあるため非常に記憶に残ります。お互いのメリットになるために Win-Win Learning と呼んでいます。

　したがって、医学生があなたの診療科に病院見学に来たときには自分のためと思って積極的に受け入れてみてください。

COLUMN

◎ 夢や情熱を語るリーダーや組織のもとに人は集まる

　組織としていかに有能な人材を採用するかはチームのその後の将来において非常に重要な要素です。あなたがもし次の就職先を探しているときに、以下の 2 つの光景を見たとします。

①リーダーが夢や目標を掲げ、チームの人員がそれに向かって目を輝かせて能動的に取り組んでいる様子

②不平・不満を言いながらだるそうに勤務をこなしている様子

　比較するまでもありません。いくら定評のある有名な病院だったとしても内部の様子が②の状態だと志願したいとは思わないはずです。

　皆さんも研修生活がハードでつらいときにネガティブな言葉が出そうになるかもしれませんが、医学生の前ではぐっと我慢して、将来に向けた夢や情熱を語れるようにしたいものです。

◎ 目の前の医学生が将来自分を助けてくれるかもしれない?! ～医師の世界
は狭い～

　あなたのもとにやって来た医学生を、もしあなたの病院が採用すれば直接
の後輩として深く関わることになると思います。「見学の際にお世話になり
ました」と他の研修医よりも最初から強いつながりがもてることでしょう。

　一方、見学のときのみの接点で他の病院で研修を開始する医学生の方が大
多数だと思います。一時的な付き合いだから、と対応をおざなりにして良い
のでしょうか。医師の世界は狭いものです。将来、自分や家族がお世話にな
ることになるかもしれません。また、同じ専門領域に進んで一緒に研究をコ
ラボレートすることになるかもしれません。筆者もこれまでの 10 年間で何
人もの「他の病院で研修することになった医学生」とその後つながる機会があ
り、出会いは不思議なものだと実感させられました。

　医学の進歩に伴い、1 人で何でも診られる医師像からさまざまな専門分野
への細分化が進み、異なる分野の専門家とつながることは非常に重要です。
実際に当時は医学生として見学に来てくれた先生が現在は異なる分野で活躍
しており、さまざまなアドバイスをくれたり一緒にコラボレーションをした
りしています。学年はもはや関係ないのです。

3 章

病院外での応用スキル・マナー

なかなか教えてもらえない院外で役立つテクニック

名刺を使いこなす

社会人としての基本！ 意外に見られている名刺の受け渡し

自分を売り込む

- ☑ 名刺を常に持ち歩こう
- ☑ 名刺の渡し方/受け取り方は実践あるのみ
- ☑ 名刺の管理はいかに簡略化できるかが鍵

名刺はビジネスマンの鍵

　名刺は人と会うときのビジネスマンに必要な道具です。普段名刺を持たないという医師も多いですが、対外的に学会や医療関係者以外の人と会う際に恥をかかないように名刺の基本を身につけましょう。

● 事前準備〜名刺を渡すまで

・名刺を常に持ち歩こう
　どこで名刺交換の機会が訪れても良いように常に持ち歩く
・名刺入れを準備しよう
　取り出しやすい場所にしまう
　スムーズに自己紹介できるように準備
　胸ポケットやかばんの外側に入れる

● いざ実践！ 名刺の渡し方

・名刺交換は自分から行う
・タイミングを見極める
　相手の話が終わるまで待つ
　「ご挨拶が遅くなりました」

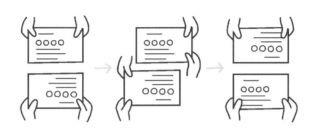

①親指と人差し指で名刺をはさむ
②名刺と名刺入れのあいだに人差し指が入るように両手で持つ
③名刺の向きは相手が文字を読める向き
④名刺入れを下に添える場合は、輪になっているほうを相手に向ける

参考文献
・西出ひろ子(著)：改訂新版 入社1年目ビジネスマナーの教科書．プレジデント社，
　2023
・北條久美子(著)：図解 仕事の基本 社会人1年生大全．講談社，2018

学会でのコミュニケーションを通して自分を売り込む！

その道の大家と知り合いになれる絶好のチャンス！

自分を売り込む　# 学会でのスキル

☑　専門家に積極的に声をかけよう
☑　同世代の活躍を見て刺激を受けよう
☑　ネットワーク作りを通して今後の活動の幅を広げよう

学会は発表以外にもメリットがたくさん

　皆さんのなかには、すでに学会に参加したことがある方もこれから挑戦したいと思っている方もいると思います。

　学会に参加する方のほとんどが、症例報告や研究報告など、ご自身の発表のために準備をして学会に参加するでしょう。学会に参加する目的に関しては人によってさまざまだと思いますが、ここでは特に強調したいポイントとしての「ネットワーク作り」を中心に、いくつかの心得とテクニックについて紹介します。また、前項32「名刺を使いこなす」で詳述しましたが、名刺は必須アイテムになります。

専門家に会えるチャンス

　学会は、トップジャーナル、教科書、ガイドラインを執筆している一流の専門家に会える絶好の機会です。セッションの中で質問することもできますし、講演後に個人的に質問をすることも可能なことが多いです。積極的に自分から挨拶をして顔と名前を覚えてもらいましょう。超一流の先生の名刺をもらえたらラッキーです。

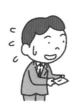
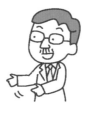

　一流であればあるほど捕まえることは難しくなりますが、「エレベーター・ピッチ」テクニックが役に立ちます（次頁 COLUMN 参照）。

同世代から刺激を受ける

　学会では他の施設で頑張っているあなたと同じ世代の姿をたくさん見ることができます。個人的に上述の専門家に会えることに加えて、この同世代の活躍の刺激は学会の最大のメリットだと思っています。自施設のみでは得られない刺激から自分がさらに頑張ろうという大きなモチベーションにつながります。学会によっては Young Investigator Award や若手研修医賞などを設定しているものもあり、聴講すると、「同世代なのにどうやったらこのような素晴らしい研究や発表ができるのだろう」と思うことが何度もあり刺激を受けました。

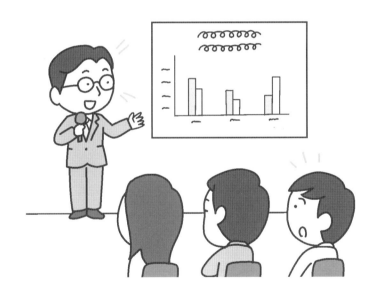

多くの人と知り合いになりネットワーク作りを

　学会によっては懇親会が企画されていたり、ネットワーク作りのためのイベントが開催されたりしますので、積極的に参加し活用することをお勧めします。例えば若手部会などを通して同世代と仲良くなり情報交換に役立つこともあるでしょうし、海外学会では日本人会と称されるイベントもあります。海外での日本人コミュニティで得た出会いは貴重な財産です。少し年次が上がり研

究を実践するようになると、他施設の先生とのつながりから多施設共同研究が可能になることもあります。ここでも前項32「名刺を使いこなす」で紹介した「名刺」は必須アイテムです。海外学会ではもちろん英語版も用意しておきます。

◎ エレベーター・ピッチとは

　エレベーター・ピッチとは、IT のメッカである米国シリコンバレーが発祥であり、直訳すると、「エレベーターが行先階に着くまでの間に強力に売り込む話し方」となります。「pitch」は投げるという意味で使われますが、「売り込む」という意味もあります。米国人にとって、語呂が良いことからこの言葉が広く浸透されています。起業家や開発者が、投資家に対する自分のビジネスプランをアピールするための話し方として有名です。たった数十秒間ですべてが決まるのではなく、あくまでも次のプレゼンや会議につながるきっかけ作りです。皆さんにとってこのエレベーター・ピッチから学べることとしては、これを応用して常に相手の興味、アンテナにひっかけたプレゼンを 30 秒以内で要約できるようにしておくことです。

郵 便 は が き

113-8739

料金受取人払郵便

本郷局承認

6534

差出有効期限
2026年3月2日
まで
切手を貼らずに
ご投函ください

（受取人）
東京都文京区
本郷郵便局私書箱第5号
医学書院（MB-3）
「レジデントのためのビジネススキル・マナー」
編集室　行

|||||||||||||||||||||||||||||||||||||||||||||||||||||||||||||||||||||||

◆ご記入いただきました個人情報は、賞品の発
　送および読者モニターで使用させていただく
　ことがあります。
◆本アンケートは右の QR コードからもご回答
　いただけます。

ご芳名
年齢　　　歳
ご自宅・ご勤務先住所 〒
E-mail
初期研修医・専攻医・勤務医・研究職・看護師・薬剤師・セラピスト・検 査技師・学生・その他（　　　　　　　　　　　）
勤務先（専門領域）

04795

「レジデントのためのビジネススキル・マナー」
読者アンケート

　この度はお買い上げいただき誠にありがとうございます。今後の新刊企画や改訂にいかすために、読者の皆様より率直なご意見、ご感想をいただけますと幸いです。

- 本書を何で知りましたか？
  知人の紹介・書店で見て・インターネットで見て・広告を見て・弊社の HP を見て・その他（　　　　　　　　　　　）
- 価格への印象：ちょうど良い・高い・安い
- ページ数：ちょうど良い・多い・少ない
- 購入の目的：自身のスキルアップ・院内研修の資料として
  その他（　　　　　　　　　　　　　　　　　　）
- 本書の内容：わかりやすい・ふつう・わかりにくい
- 次回改訂での改良点、その他ご要望がございましたらお聞かせください。

- 読者モニター、弊社からの各種ご案内のために連絡を取らせていただてよろしいでしょうか？
  はい・いいえ

アンケート回答者の中から、抽選で図書カードを進呈します。
抽選の結果は、賞品の発送をもってかえさせていただきます。

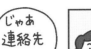

30秒

聖路加国際病院の研修医の松尾と申します。
貴重なご講演ありがとうございました。
レクチャーの最後にご紹介のありました○○の
研究に興味がありまして、このようなテーマで
今回発表しました（1枚のポスター縮小版を渡
す）。もし良ければ先生にコメントやアドバイ
スをいただけたら幸いです。

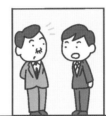

34 学会に参加する際の必須テクニック

3-3-3 を意識して最大効果の学びを発揮する

#自分を売り込む　#学会でのスキル

- ☐ 学会前にスケジュールや抄録をレビューしてみよう
- ☐ セッションでは発表者、司会者、質問者の 3 つを意識する
- ☐ 学会後にはすぐアウトプットを行ってみよう

学会前にやること 3 つ

● 学会前に全体像を把握し効率よく時間を使う

　学会での学びを最大限にするためには、どのセッションに参加するかを事前に計画することが必須です。

　まず、プログラムやスケジュールを把握し、参加したいものをチェックします。これは「テーマ」で選ぶ軸と、「人」で選ぶ軸があります。自分の興味のある分野の周辺テーマをチェックしたい場合は前者、前項で紹介した「自分が目当てとする人」と挨拶をしたい、有名プレゼンターの手法を学びたい、ということであれば後者かと思います。同時に開催されている場合などはオンデマンド配信の有無も確認し、後からでも視聴できるものかどうかを確認します。また、大きな会場で開催される場合は、部屋の移動に必要な所要時間も加味して事前に計画する必要があります。

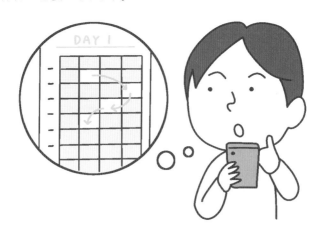

● 抄録を素早くチェックする

　事前にセッションのテーマと興味がある分野の抄録に目を通すことも重要です。これにより事前に聞くべきポイントを明確にすること、また質問したい内容を考えることが可能になります。すべてを読むことは難しいですが、時間がなくても学習効果を高めるために是非時間を作って実行してみてください。

● ミーティングのアポイントを事前に取る

　以前お世話になった恩師や、自分が会いたいと思っている人には事前に余裕をもってアポイントをとっておくことも重要です。

　研究の相談やアドバイスの依頼など、メールのやり取りだけで難しい場合、実際に短時間でもミーティングを企画することで一気に進む場合があります。

セッション中に着目すべき3つ

● 発表者に着目する

　他の発表を聴講するメリットは大きく2つあります。1つ目はその分野についての知識を得られること、そして2つ目は、プレゼンテーションそのものについて参考にできるということです。個人的に特に研修医の皆さんにとっては2つ目が重要ではないかと思います。例えばレクチャー形式のセッションで毎年人気のあるプレゼンターの場合は会場がすぐに満員になります。

　内容はもちろんそうですが、発表の際のDelivery（伝え方）、具体的には話し方、スライドの見せ方、間の置き方などです。また、質問に対する回答の仕方も参考にすることができます。他の人の発表の良いところを今後の自分の発表に活かすことができます。

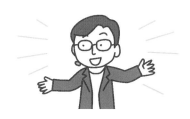

● 質問者に着目する

　これは気づきにくいですが、質問する人がどのような視点で発表について質問しているかを参考にすることができます。「良い質問」は発表では取り上げなかった別の視点や聴衆が思っている疑問を明確にするためにセッションを盛り上げることができます。どのようなタイプの質問かを分析することで自分の質問力の向上にもつながります。（別項41「質問力」参照）

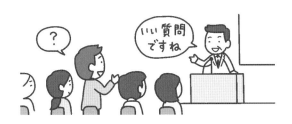

● 司会者に着目する

　上記の質問者以外に、追加でコメントをしてくれたり質問をしてくれたりする司会者もいます。司会者は事前に発表内容について把握していることがほとんどなので、特に鋭い切り口で質問をすることもあります。司会者がどのような質問を投げかけるかを意識することで自分の発表でも想定される質問を意識して準備することができます。また、将来司会をする機会が皆さんも必ずあるはずなので、その際の参考にもなります。

学会後にやること３つ

● 学びをアウトプットに変える

　詳しくは別項42「情報整理力」で解説しますが、学会で聞いたことをメモして学んだつもりになっていることを多く経験しました。やはり誰か別の同期に伝える、所属先のチームに報告する、ブログなどで発信する、など皆さんの一番良い方法でアウトプットすることをお勧めします。早ければ早いほど良いです。

● お礼のメール

前述しましたが、名刺交換をした人にはすぐにお礼のメールをします。また発表に際してお世話になった指導医や同僚にも発表のご報告とお礼のメールをします。これは学会後でなく学会中でもすぐにやるべきことの1つです。できるだけ早く、遅くとも別れてから2時間以内に。

● 研究計画

学会中はさまざまな学びがありますが、最大のメリットは自分の興味がある内容の周辺テーマや、参考になる研究デザインなどを通して、次の研究テーマが思いつくことがあることです。学会はアイデアを蓄える場所として、例えば口演だけではなく掲示されているポスターをゆっくり回る時間も重要だと思います。そこでいかに自分なりにアンテナを張ってクリエイティブな仕事や研究につなげるか、これが学会の醍醐味だと思います。

上記のように学会はさまざまな学びと人との出会いの場所として重要な位置づけを持つと思っています。日常臨床を離れて観光や美味しいものを食べることも大事ですが、意識づけ次第で学会が今後の皆さんにとって何倍もの成果をもたらすことができると思っています。是非とも上記を意識して積極的にチャレンジしてみてください。

病院見学の心得

一緒に働きたいと思ってもらえるかどうかが鍵

#自分を売り込む　#病院見学

POINT

☑ 事前準備から評価されている
☑ 爽やかな印象と積極性を意識して好感度アップ
☑ ここで差がつく！ 見学後にやるべきこと2つ

電話応対を通して得る周囲からの信頼

　医学生でも研修医でも、さらにはスタッフになっても次の職場を探すときには病院見学は避けては通れません。どのようなことを意識すべきか、採用する側の気持ちに立って考えるとおのずとポイントがわかってきます。ここでは見学前、見学中、見学後に重要なポイントをいくつかご紹介します。

事前のやり取りから評価されている

　さて、皆さんが病院見学をする際に、まずは見学依頼の申し込みをします。その際に窓口となるのが、主に病院の教育センターや事務の方、秘書の方などであることが多いですが、まず事前のやり取りの段階で評価されていると思ってください。

　医療者として、そして社会人としてコミュニケーションは必須スキルです。
　この段階で
・提出書類の締め切りを守らない
・敬語の使い方が適切ではない
・メールでのマナーがなっていない
　などといったことがあると、採用の際に不利になることがあります。

　事前のやり取りで採用の際に大きく加点されることは少ないと思いますが、マイナスになることは十分あるのです。これらを前提としたうえで、病院見学に臨む必要があります。
　また、当日までに見学予定の診療科やプログラムについて少なくとも概略は

リサーチしておきましょう。その病院が力を入れている教育の機会や研究内容などを事前に把握することは、次に述べる当日の質問にもつながります。

爽やかな印象と積極的な姿勢を前に出す

次に見学当日の心得です。

● まずは元気な「挨拶」と「自己紹介」

別項9『先手必勝！ 気持ちの良い「挨拶」』でも述べましたが、積極的な挨拶はコミュニケーションの基本です。

もしあなたが研修医だったとして、医学生が見学に来た際に小さく暗い声で「おはようございます」と言われたらどう思うでしょうか。「本当にやる気があるのかな？ 大丈夫かな？」と疑問に思うはずです。お世話になる事務員の方、指導医の方、院内で出会うコメディカルの方に積極的に挨拶をしましょう。

また、自己紹介に関しても同様に明るく、ハキハキと名前と所属病院（出身大学）、見学を受け入れてもらったお礼や志望理由を簡潔に述べ、積極的な姿勢をアピールしましょう。

● 空気を読みながらタイミングよく質問

実際にそこで働いている研修医や上級医について見学することが多いと思いますが、ここでは是非とも積極的に質問をしましょう。病院全体の概略やプログラムのこと、学習環境や生活などを含めて、実際にその病院で働くことを想定してホームページ上だけではわからないスタッフの生の情報や意見を聞くことが重要です。

その病院の良いところはもちろんですが、差し支えない範囲で（空気を読みながら）改善すべき点も聞けると参考になります。ホームページや病院説明会では、通常、責任者は利点のみしか示さないためです。次の進路を選ぶ際に、良い点も悪い点もできるだけ情報集めをすることは、本当に自分が働きたい病院選びをするために重要な事項です。

また、チーム内での議論やカンファレンス、レクチャーなどがあれば、内容に関して是非とも積極的に質問してみましょう。質問するのには勇気がいるかもしれませんが、あなたのやる気を周囲は評価してくれるでしょう。

● 見学終了時にはしっかり挨拶

　これも基本ですが、病院見学の終了時には必ず関わったスタッフの方に挨拶をします。

　ここでお世話になった上級医や指導医の名刺や連絡先を頂戴できるか尋ねてみましょう。名刺交換のテクニックに関しては別項32「名刺を使いこなす」を参考にしてください。

　連絡先をいただくことで、次に述べる見学のお礼をお伝えすることができ、その後も質問事項などがあれば連絡を取ることができます。

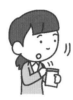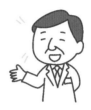

病院見学後で差がつく2つのこと

　病院見学が終了し、ホッと肩の力が抜けて安心していませんか。多くの方はこれで終了してしまいますが、見学終了の日、遅くても数日以内に必ず以下の2つのことを行ってください。

● お礼のメール

　これはすぐにできるはずです。むしろ見学の前から作成しておくことをお勧めします。お世話になった事務の方、また連絡先をいただいた上級医などに見学のお礼をメールで伝えます。メールのテクニックに関しては別項21「伝わるメール作成のテクニック」をご覧ください。

　見学終了後できるだけ早く送ることがポイントです。「お、早速メールが来て非常に律儀でやる気があるな」と見学後も好印象を残すことができます。

● お礼の手紙

　これも実践されることは少ないですが、非常に重要です。連絡先をいただけ

なかった場合や、お世話になった上級医や教育責任者にお礼を手紙で述べることは非常に大事です。メールでは伝わりにくいですが、あなたの熱意を手紙でアピールします。返信がないこともしばしばですが、あなたの気持ちは確実に伝わるはずです。

　以上、病院見学の心得について解説しました。ポイントは「一緒に働きたいかどうか」です。

　一緒について回るなかで、上記のように積極的な姿勢を見せることはもちろん、相手が忙しい場合も多く、「何かお手伝いできることがありますか？」などと相手を気遣う言葉や姿勢も非常に重要です。「この人と一緒に来年働きたいな」と思ってもらえるような態度で臨みましょう。

立食パーティーでのマナー

交流を広げるチャンスをものにする

会食に参加する

POINT

- ☑ 食事を取りに行く前にまずは司会者や目上の人への挨拶を心がけよう
- ☑ 新しい人に積極的に声をかけてチャンスを広げよう
- ☑ 料理は適量、席を離れるときにはグラスの下にナプキンを敷こう

　研修医の皆さんが今後学会や研究会、各種交流会などで立食パーティーに参加する機会が出てくると思います。立食は気軽で参加しやすく、会場内でもいつでも動けて食事も自由です。コロナ禍でしばらく中断されていましたが、今後いつ再開されても良いように、立食パーティーでのマナーを理解しておきましょう。

食事の前にやるべきこと

　会場に入るや否やいきなり食事に向かう人も見かけます。美味しそうな食事を目の前にして早く食べたい気持ちでいっぱいかもしれませんが、まずは主催者や司会者、目上の人への挨拶を忘れないことが重要です。主催者は会の準備や手配に時間と労力をかけているはずです。皆さんも何らかの会の幹事をしたことがあればわかるように、訪れた人から感謝されると大変嬉しいものです。

開始時刻よりも余裕をもって早めに到着する

　可能な限り早めに到着するように心がけましょう。会場の場所に迷って遅刻する光景はよく見受けられます。遅刻しないようにするためだけではなく、早めの到着は主催者や目上の人との会話の余裕が生まれます。パーティーが始まって主催者に挨拶しようとしても人だかりができてタイミングがなかなか計りにくいこともあります。またセミナーや勉強会などが一緒になっている場合、積極的な姿勢は相手に対してプラスの印象を与えることができます。

食事中のマナー＆Tips

● 食事を取る際には適量を

　両手の皿に山盛りに食事を取って、食べることに集中してしまう人がいます。気持ちはわかりますが、食べたいものを少量ずつ取って必要があればその都度取りに行くようにしましょう。たくさん取りすぎて後の人の分がなくなったということにもなりかねないため注意が必要です。お皿は１枚だけ使いその都度新しいものに交換してください。

● お皿は左手でグラスと一緒に持つ

　立食パーティーでは食べているとき以外は握手や名刺交換などのために右手を空けておくのが良いとされています。人差し指と中指で皿をはさみ、ナプキンを間に入れて、親指と人差し指でグラスを持つようにします。ただし不慣れで自信がない場合はお皿やグラスをテーブルに置くようにしましょう

● 飲み食いしながら歩かない

　口に何かを入れて歩く姿は落ち着きがなく品が損なわれます。移動しなければならないときには、いったん飲食を止めて歩くようにしましょう。

● スピーチを聞くときには

　立食パーティーの中で司会者や関係者のスピーチが行われる場合には、お皿もグラスもテーブルに置くことがマナーです。食べたり飲んだりしながらでは、集中して聞いていない印象を与え失礼にあたります。話している人のほうに体ごと向け、一生懸命に話を聞く姿勢が重要です。

● 立食パーティーでは新しい人に声をかけるチャンス

　立食パーティーは「人との交流」がメインです。最初から最後まで仲間同士だけで話したり、食事だけを楽しんだりするのは好ましくありません。座っての会食と違い、自由に動けるので新しい人に積極的に声をかけてみましょう。思

いがけない共通の話題やチャンスが生まれることもあります。

● 自分のグラスを見失わないためのテクニック

　自分がテーブルに置いていたグラスがどれかわからなくなることが度々あります。そこでコツとしては、必ず席を離れる際にはナプキンを二つ折りにして下に敷くことがポイントです。

● 途中退席する場合には

　早めに帰る際には大げさに挨拶をせずに、主催者に一言断ってその場を離れてください。会場の様子を察しながらさりげなく退席することもマナーです。「お先に失礼します！」などと他の人に聞こえるようにしてしまうと、そろそろ帰ろうかなという気持ちにさせてしまい、一般的には NG とされています。事前に途中退席することがわかっていれば最初の挨拶の際に主催者に前もって断っておくのも重要です。

参考文献
・大人のマナー大全．枻出版社，2011
・西出ひろ子（著）：改訂新版 入社 1 年目ビジネスマナーの教科書．プレジデント社，
　2023
・岩下宣子（著）：40 歳までに知らないと恥をかく できる大人のマナー 260．KADOKAWA，
　2016

37 テーブルマナー

ここで差がつくナプキンの使い方

会食に参加する

☑ ナプキンを手に取るタイミングをおさえよう
☑ ナプキンは常に内側を使おう
☑ 席を立つときと食事が終わったときのナプキンの取り扱い方について
　マスターしよう

テーブルマナーはナプキンの使い方で差がつく

　レストランに招待された際のテーブルマナーは社会人としての基本です。結婚式やおしゃれなレストランで、ナプキンのような細かいところまでマナーが行き届いていると「できる人」として見られます。本項では、一番差がつくナプキンの使い方について1つずつ見ていくことにしましょう。

● ナプキンをいつ手に取れば良いか

　食事の席につくと綺麗に並べられた食器などと一緒にナプキンも用意されています。ありがちなNG例は、椅子に座ってすぐにナプキンを広げることです。NGの理由は2つあります。1つ目は早く手に取ることにより料理を催促しているように捉えられてしまうからです。そして2つ目は、目上の人や主催者からナプキンを広げることがマナーであるとされているからです。ナプキンを膝に置くタイミングは、飲み物や前菜が運ばれてくる前、あるいは主催者が手に取ったタイミングでナプキンを広げるようにしましょう。

● 自分のハンカチやティッシュを使って良いか

　綺麗なナプキンを使うのはもったいない、と自分が持参したハンカチやティッシュを使う人もいるかもしれませんが、こんなナプキンは使えませんという意味になってしまいます。

具体的なナプキンの使い方

● ナプキンの広げ方

二つ折りにして折り目は自分側です。輪になったほうを手前にして膝に乗せてください。

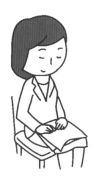

● 口元の拭き方

二つ折りにしたナプキンの足を持ち上げて内側部分で口元を拭きます。拭き終わったら汚れが見えないように元のように閉じます。手を拭く場合も同様です。

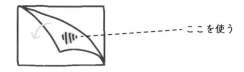

ここを使う

● 途中で席を立つときは？

中座するときにはナプキンは椅子に置くのがマナーです。ナプキンをテーブルに置くのは他人に汚れたナプキンを見せることになり NG とされています。真ん中を持ち三角形にして椅子の上に置くことで、食事が続いているという合図になります。

● ナプキンを途中で落としてしまったら

　落としたナプキンを自分で拾うことも NG とされています。給仕する人に「サービスが不足してしまった」と思わせてしまいます。遠慮することなくお店の人に頼みましょう。ナプキンだけでなくカトラリー類も同様です。

● 食事が終わったらたたむ？ たたまない？

　食事の後、ナプキンは軽くたたんでテーブルに戻しましょう。ここでの注意点は、ナプキンをきっちりとたたむことは避けるべきです。一般的なマナーとして軽くたたむ程度にとどめることで、料理の美味しさに夢中になり、ナプキンを丁寧にたたむことを忘れたかのようなメッセージとなります。食事終了時には、最後の皿の右上にそっと軽くたたんだナプキンを置くのが望ましいとされます。

参考文献

・西出ひろ子(著)：改訂新版 入社 1 年目ビジネスマナーの教科書. プレジデント社, 2023
・岩下宣子(著)：40 歳までに知らないと恥をかく できる大人のマナー 260. KADOKAWA, 2016

38

タクシーに乗る際のマナー

上・下座だけでない！ こんなに深いタクシー利用の際の必須テクニック

タクシーに乗る

☑ ボーッとしない！ 乗るまでの準備と動作で勝負あり
☑ 乗車中に意識すべき 4 つの To do list
☑ 最後まで気を抜かない！ 差がつく降車テクニック

　学会や会食の際にタクシーを利用することもあると思いますが、皆さんは自信をもってタクシーに乗ることができるでしょうか。タクシーのマナーといえば上座や下座の位置付けかな、と思う人も少なくはないと思います。しかしそれだけではありません。ちょっとした気配りやマナーを身につけることで、周囲はあなたをデキると評価します。ここでは上級医と一緒にタクシーに乗るというシチュエーションで考えてみましょう。

タクシーに乗るまでのマナー

　上級医とタクシーに乗る際のあなたの準備や行動で、タクシー利用のマナーをわきまえているかどうかすぐにわかります。最初にボーッとしていると後から挽回できません。具体的には以下のことを心がけます。

● タクシーを探す・止める

　まずは、タクシーを探す際には皆さんが率先してタクシー乗り場を積極的に探すあるいは走行中のタクシーを止める努力をしましょう。なかなか見つからない場合などは配車アプリなども導入されている地域も増えてきましたので、必要に応じて呼べるようにしましょう。

● 荷物をトランクに入れる

　タクシーが止まったら、まずは上級医の荷物に注目してトランクに乗せるかどうかを尋ねます。トランクに乗せるのであればタクシーの運転手より先に自

分が荷物を運ぶ役割をしてトランクに詰めます。自分の荷物も車内で邪魔になるようであれば積極的にトランクを活用します。

● 乗る座席をわきまえる

　次に乗車ですが、ここでは乗り方としての上座と下座を把握したうえで先に上級医に乗車をしてもらいます（図1）。

　ここで注意したいポイントがいくつかあります。上記を基本としますが、時には臨機応変に対応しないといけません。

　例えば、

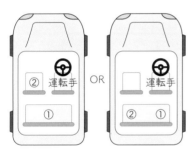

● 2人で乗車するとき

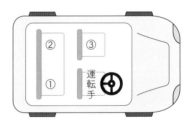

● 3人で乗車するとき

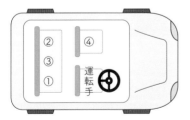

● 4人で乗車するとき

図1　タクシーの乗り方（①が上座）

> ▶ **女性がいる場合は中央の席を避ける**
>
> 　後部座席の中央は足元が高くなっていることがあるため、中央を避けてください。ミニスカートや着物姿の方などは例え一番上座でも乗降しやすい助手席の後ろを好む場合がありますので臨機応変に対応します。
>
> ▶ **体格の大きい人がいる場合**
>
> 　体格が大きい方を含めて4人で乗車する場合に、後部座席に3人よりも助手席を好む方がいます。上級医の希望をまず聞いて適宜判断してください。
>
> ▶ **足が不自由な人がいる場合**
>
> 　これも女性と同じで、上座よりも乗降しやすい助手席や助手席の後ろを好む場合があります。

● 最後に乗車する

　一番下の人は助手席に座ることが多いためにすぐに乗ってしまうことがありますが、一般的なビジネスマナーとしては最後に乗車するというのが基本です。

　自動で開け閉めされるドアが間違って閉まらないように片手で軽くおさえておく、などといった気配りは非常に重要なスキルです。

タクシーの中で実行すべき4つの To do list

　次にタクシーに乗車した後ですが、下座に座って満足している暇はありません。以下に必ず意識すべき4つの To do list を示します。

● 行き先を伝える

　あまり重視されないこともありますが、一般的には行き先を伝えるのは一番下の役割です。目的地がわかりにくい場合もあるため、事前に住所や近くの目印を調べておく、といった準備も必要です。

　ナビがついていれば良いですが、高齢のドライバーにスマートフォンの地図を見せて理解してもらえない、などのシチュエーションもよくあります。Google map だけに頼るのは NG です。

● プライバシーを意識する

これは上級医と乗車する際以外にも全般的にいえることですが、タクシーでの会話において患者さんや病院内に関する話題は避けるべきです。タクシーの中では運転手は常に聞いていますし、最近はドライブレコーダーに保存されていますので個人情報は決して漏らさないようにしましょう。上級医が万一このような会話を切り出したときは、話題をうまく切り替えるか、難しそうであればはっきり伝えることも社会人としては必要なスキルです。

会話以外でも重要なのが電話です。病院からあなたの携帯電話にかかってきて病状を聞いたり指示を伝えたりすることもあるかもしれませんが、個人情報に関わるような内容であれば折り返すように伝えましょう。決して患者さんの名前や医療情報を発言してはいけません。

● 支払いの準備をしておく

いよいよ支払いです。ビジネスマナーの基本としては一番下が支払いを行い、領収書をもらうのがマナーとされていますが、皆さんのシチュエーションでは上級医が払ってくれることも多いでしょう。しかし常に自分が支払うつもりで備えておきます。クレジットカード対応や電子マネー搭載のタクシーも増えていますが、クレジットカードが使えないタクシーもあるので現金の準備もあわせて行いましょう。上級医が支払う際にも「財布を出して準備する」という動作はマナーとして非常に重要です。

● 会社名と車両を覚えておく

万一忘れ物をしたときのために、タクシー会社名と車両を覚えておきましょう。領収書をもらえば良いのですが、上級医が支払った場合には自分の手元にないことも多いので、後日でもメンバーが忘れ物をした際にすぐに連絡が取れるように準備をしておきます。

タクシー降車で差がつく！ 最後まで気を抜かない

さて、タクシーから降り、到着したらほっと気が緩んでいませんか。
以下の3つができるかどうかは周囲と差がつくポイントです。

● トランクの荷物を取り出す

　タクシーを降りたら、まずはトランクの荷物を取り出しに行きます。運転手がやってくれるとしてもお手伝いをして上級医のもとに安全にお渡しします。

● 忘れ物がないか確認する

　これは1人で乗るときも習慣づけることですが、タクシーの座席内に忘れ物がないかを全員が降りた後に必ず確認をします。特に座席下の足元は見えにくいことも多いので、注意して確認をします。

● お礼を言う

　降車がすべて完了したら、特に支払いをしてもらった際には必ず上級医にお礼を述べます。食事でおごってもらったときも同様に、お礼の一言は基本ですがこれができない人も結構見かけます。あなたの信頼を失わないためにも是非とも心がけましょう。

参考文献
・プレジデント社(著)，PRESIDENTWOMAN 編集部(編集)：社会人1年生からの「正しいマナー事典」．プレジデント WOMAN・プレジデントムック，2020

◎ 飛行機を降りる際のマナー

　飛行機が目的地に到着し、シートベルト着用サインが消えたと同時に、通路に我先に並ぶ光景は知人の海外の人から見ると異様だと聞いたことがあります。

　確かに海外のフライト（日本人が少ない場合）では何も言わずに前の人から順に通路に出て前方の出口に向かい、後ろの人はその列の人がみんな降りるまで通路で待っている光景が当たり前です。通路をどんどん人が歩いている状況で座席から通路に出たくても入れないことはしばしば経験します。よほどフライトの乗り換えが間に合わない、トイレが我慢できない、などの理由を除いて、手前で立ち止まり、前方の席の人を優先してあげてください。

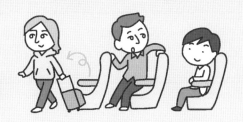

39 結婚式でのマナー

お世話になった先輩にお酒を注ぎに行っていませんか？

#結婚式に参加する　#見られてます

POINT

- ☑　招待状が送られてきたら2、3日以内に返事しよう
- ☑　ご祝儀のマナーをマスターしよう
- ☑　お酒のマナーで失敗しがちなミスとは

　研修医の皆さんは研修中の2年間や研修終了後から、徐々に結婚式に参加する数が増えてきます。社会人としてのマナーをわきまえて参加することが重要で、ゲストの振る舞いは新郎新婦の評価にもつながります。「あれ？　これどうするんだっけ？」と当日に気がつくことがありますが、その場で検索…とはいきません。よく遭遇する光景をもとに結婚式でのテクニックをいくつか紹介します。

招待状が届いたら即返信を！

　招待状が届いた際には2、3日以内に返信をすることが第一に重要な点です。
　依頼者はあらかじめ余裕をもって返信期限を設定していますが、準備段階で大まかな人数の把握とテーブルの席次決めのためにできるだけ早く出欠の有無を知りたいと思っています。
　先の予定がわからずに返事がすぐにできない場合も、いつまでに返事ができるかを相手に早めに伝えておくことが重要です。期限になっても返事がないと、招待状が届いているか不安になったり、「参加したくないのでは？」などと余計な心配をかけたりしてしまいます。親しい仲間でメールやSNS、口頭で参加の旨を伝える人もいますが、多くの出欠を管理する側としては、ハガキを出席者リストとして使用するので確実に返信しましょう。また、欠席する場合には祝電やお祝いを送ることもマナーです。
　招待状の返信の際の記入例を示します。

出席の場合　　　　　　欠席の場合

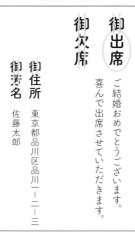

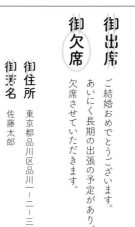

知らない人も多いご祝儀のマナー

次にご祝儀のマナーですが、なかなか学ぶ機会がないためにしっかり自信をもって対応できるようにしましょう。

以下によくある失敗例を示します。

● NG！：「ご」祝儀と読めない

「御祝儀」を「おしゅうぎ」と読む人を見かけます。

● NG！：ご祝儀を当日に用意する

よく見かけるのが、行きがけにコンビニでご祝儀袋を購入し会場で用意するといった光景です。筆ペンやサインペンの用意を忘れてボールペンで記載する、なんて人もいます。新札の用意はもちろんですが、当日の会場でこのようなことにならないよう準備しましょう。また、ご祝儀を袱紗（COLUMN「袱紗を使いこなそう」参照）で持参することも社会人のスキルとして重要です。

● NG！：蝶結びの水引を選ぶ

　喜びが重なるように 10 本の水引が基本です。先端が上を向いている「結び切り」を選びます。結び直せる「蝶結び」は NG です（COLUMN『「結び切り」と「蝶結び」』参照）。

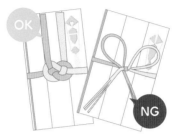

左：「のし」あり「結び切り」の水引は OK
右：豪華な金銀の水引でも，「蝶結び」は NG

● NG！：外袋の折り方が下向きになっている

　祝儀袋は「慶びを受ける」上向き、不祝儀は「悲しみを流す」下向きです。下から手を挙げる「万歳」の方向と覚えましょう。

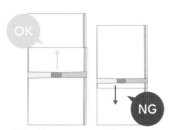

左：祝儀袋は「慶びを受ける」上向きで OK
右：「悲しみを流す」下向きは不祝儀のときなので NG

● NG！：お札の向きがわからない

お札の肖像が表の上に来るように入れるのがマナーです。

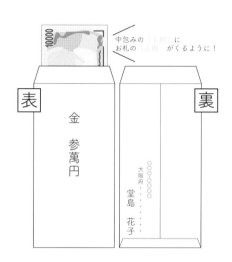

中包みの　　　に
お札の　　　がくるように！

表　　　裏

金

参萬円

大阪府・・・・・・・・
○○○-○○○○

堂島　花子

● NG！：内袋に金額を記載していない

意外にしていない人も多いのですが、それぞれの参加者からいくらもらった
かを新郎新婦が後から確認する際に内袋の記載があるかどうかは重要な要素で
す。

数字は「壱、弐、参」と表記して金○萬円というように記載します。

お酒のマナーで差がつく2つのポイント

最後に、結婚式でのお酒のマナーです。下記のような光景を見ることは、よ
くあると思います。結婚式というめでたい席なので、もちろんその場で指摘は
されないことが多いですが、知っている人からすると社会人としての資質を問
われます。以下に、「乾杯」と「お酌」の2つのマナーを示します。

● 乾杯のマナー

皆さんは「それでは、新郎新婦の幸せを願って、乾杯！」と乾杯の発声があっ

た際に、隣の席の人とシャンパングラスを互いに合わせていませんでしょうか。

これは一般的に NG です。

正しくは、「新郎新婦の方に向かって目上の高さにグラスを軽く持ち上げて周りの人たちに会釈する」が正しいやり方です。その後、飲み物を少し飲んだらグラスを置いて拍手をします。

理由としては高価なグラスは繊細で割れやすいこともあり、不用意にぶつけるとすぐにヒビが入ってしまうこともあるからです。結婚式というおめでたい席で、「割れる」「ヒビが入る」などあってはなりません。グラスが割れた場合には縁起が悪く会場が騒然としてしまうことは容易に想像できると思います。

万一、周りがグラスを合わせようとしてきた際には、自分だけ合わせないのも場違いであれば細心の注意でグラスをそっと合わせて下さい。

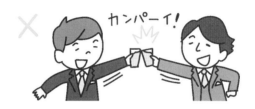

● ビール瓶を持ち歩いて自分の先輩や上司に注ぎに行くのは NG！

上記の乾杯と並んでついやりがちな失敗例の上位ですが、職場の上級医や学生時代にお世話になった先輩などに挨拶のついでにお酌に回る、なんて光景をよく見ます。これは結婚式のマナーとして NG です。結婚式は新郎新婦がおもてなしをするホストという立場であり、皆さんはゲストなのです。お酌の行為は「新郎新婦のおもてなしが足りない」というメッセージになるために失礼にあたります。挨拶する先輩のお酒がなければスタッフに声をかけることが重要です。

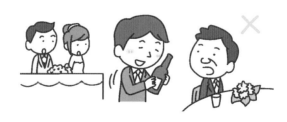

◎「結び切り」と「蝶結び」

前述しましたが、婚礼以外のお祝いで使用される蝶結びを間違っても結婚式では使用しないようにしましょう。以前幹事をしていた結婚パーティーにおいて蝶結びでご祝儀を出された方がいました。

それぞれの違いは以下です。

【結び切り】 固く結ばれ解けない（離れない）ことを意味し、御結婚祝いなど二度と繰り返さないようにとの願いを込めて用いられます。その他、弔事関係や傷病のお見舞・などに用いられています。

※別名　固結び

【蝶結び】 簡単に解け何度も結び直せるとの意味から、何度も繰り返したいとの願いを込めて用いられます。その他、婚礼以外の一般祝事をはじめ、出産祝い・お礼・記念行事などに用います。

※別名　花結び

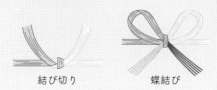

結び切り　　　　　蝶結び

◎ 袱紗を使いこなそう

　是非とも社会人として袱紗を準備し、使いこなせるようになりましょう。

　一般的な袱紗は風呂敷のようになっており、慶弔で包み方が違うので注意が必要です(下図)。

　また、最近は「金封袱紗」と呼ばれる最初からポケットのような形に縫い合わされており、そのままご祝儀を入れて持ち運ぶことができるものが人気です。ジャケットのポケットやハンドバッグに入れても崩れることがないために積極的に使用しましょう。

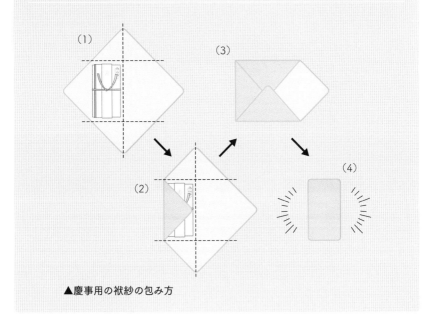

▲慶事用の袱紗の包み方

参考文献

・西出ひろ子(著)：改訂新版 入社1年目ビジネスマナーの教科書. プレジデント社, 2023
・古谷治子(著)：〈イラスト&図解〉社会人1年目の仕事とマナーの教科書. かんき出版, 2019

4章

医師として差がつく汎用スキル

さまざまな場面で役立つ身に付けておきたいテクニック

メモ力

「記憶」より「記録」！　良いメモは一生の財産になる

#情報管理

- ☑ 常にメモとペンを持ち運ぶ習慣を作ろう
- ☑ メモのメリットは「備忘録」「頭の整理」「アイデア創造」「相手へのアピール」の４つ！
- ☑ メモを定期的に見返そう

　メモを取る、これは社会人にとって必須のスキルの１つです。ほんの少しの心がけと習慣化でさまざまな場面で大活躍してくれるコスパ最高のスキルです。特別な能力や準備もいりません。ここでは、今日から使えるメモのテクニックを以下にご紹介します。

いつでも取り出せるメモ

　メモを取るタイミングは皆さんが仕事をしているとき、プライベートの時間を過ごしているとき、いつでも突然訪れます。まず重要な点が、いつでもすぐにメモを取る準備ができているか、ということです。最近はスマートフォンやスマートウォッチ、デジタルノートなどで、すぐにメモを取ることができるツールも多く出ています。これらを活用しつつも、仕事ができる人は紙媒体でのメモを携帯しています。皆さん、この項を読んだ後には早速コンビニで胸ポケットや白衣のポケットにしまうことができるぐらいの小さなメモ帳をご準備ください。

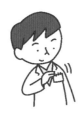

メモをとる 4 つのメリット

それでは、メモを取ることでどのような利点があるのでしょうか。
以下に 1 つずつみていきましょう。

● 備忘録としてのメモ

　これは仕事を進めるうえで大事な要素です。上級医から依頼された仕事を口頭で「わかりました」と返事をしたにもかかわらず、すっかり忘れていたなんて経験は誰でもあると思います。人間は忘れる生き物です。1 つや 2 つのことならまだ良いのですが、1 日のなかで何件ものタスクが生じることがほとんどです。確実にやるべきことをこなすためにも記録に残すことは必須のスキルです。

● 情報をまとめる力がつく

　相手の話のすべての内容をメモに取ることはできません。メモを取ることにより、話の内容の重要な情報をまとめる力がついてきます。繰り返しのトレーニングにより重要な部分を短時間でメモすることができるようになります。

● アイデアの知的財産の宝庫

　メモに記載されたキーワードはあなたのアイデアの源となります。メモを取っている際にさまざまな思考が巡らされた結果、新たな創造的なアイデアが生まれることも少なくありません。また、後で見返すことにより点と点が線につながることもあります。メモはアイデアを生み出す創造的な場所でもあるのです。

● 相手への敬意・信頼感

　これは意外に理解されていないことが多いのですが、この項で最も強調したいことです。メモを取ることで相手へ敬意を払うことができ、あなたの評価を高めることができます。あなたが真剣にメモをとっている姿勢は、相手に自分の話をしっかり聞いてくれているという安心感を生み出し、信頼関係の構築につながります。研修医が患者リストの裏紙にメモを取ることを許さない指導医

もいるくらいです。皆さんも経験があるかもしれませんが、この「裏紙メモ」は
ゆくゆくは処分することになり、誤って書き写す前にそのまま捨ててしまうこ
とになるかもしれません。指導医は、自分のメモ帳にしっかり記録してくれる
ことで、自分が伝えた情報や教えた内容を丁寧に扱ってくれている、と感じる
のです。**話の途中で、「すみません。メモを取りたいので少々お待ちいただい
ても良いでしょうか」と断りを入れてメモを取り出すのは相手に全く失礼には
当たりません。**別項 43 にも記載していますが、「教えられ上手」になるために
もメモを取る姿勢は必要不可欠なのです。

メモを見返そう

　メモを取ること自体以上に重要なことは、後からメモを見返すことです。メ
モはたくさん取れば良いというものでありません。書いたものを見直して、そ
れらの情報を活かすことで初めてメモとしての価値があります。
　電子媒体は記録のスムーズさ、検索の速さというメリットがあります。一
方、見返すには、手書きのほうが優れているといわれています。それぞれの
メリット・デメリットを理解したうえで、自分に合ったメモの取り方・見返し
方を今一度考えてみてください。

メモの実例

　メモをとるメリットについてはすでに解説しました。ここでは、どのように
メモを取れば良いか、具体的なテクニックについて示していきたいと思いま
す。

● コーネル式メモ

　これはビル・ゲイツがノートを取る際の手法で、非常に有名です。1940 年
代に提唱され、今でも多くのビジネスマンや学生に取り入れられています。
　コーネル式ノートのメリットは、自分の言葉でまとめる作業によってより高
いレベルの思考を活性化させることができる点です。
A：キーワード
　ノートでメモした内容に対する疑問や重要なキーワードを書き込み、次につ
なげる

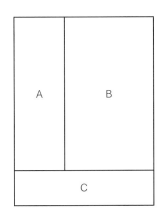

B：ノート

　重要なポイントを大まかに記していく。箇条書きや単語の走り書きでOK

C：サマリー

　自分の言葉で2〜3行程度の短い文章でまとめる。この情報を整理する作業がアウトプット・記憶の定着に非常に重要

● 前田裕二『メモの魔力』式ノート術

　『メモの魔力』は2018年に発売され、その後ベストセラーを獲得した書籍です。「1行のメモが一生を変える」というキャッチフレーズで、メモにより自分の夢の実現につなげるというものです。メモを取ることにより自分の考えや感性を深掘りさせることができ、新たなアイデアを生み出すことができます。

　まず、ノートを見開きで使い、左半分に客観的な事実であるファクト、右半分は左半分のファクトを受けて実際の行動に移すためのクリエイティブな場所として使います。

A：日付

　ノートを記入する日付を記入する

B：サマリー

　要約やタイトルを自分の言葉でまとめて記入する

C：標語

　ファクト欄に書いたものをグルーピングしてエッセンスを一言で表現したり、キャッチーなネーミングをつけたりする。この作業により構造化能力と言語化能力が養われる

A	B		
C	D	E	F

D：ファクト

　日常のあらゆる場面で見聞きした客観的な事実を記載する。仕事以外の場面でも自分の琴線に触れたものがその現象自体がファクトなので書き記す

E：抽象化

　右ページの左半分は左ページのファクトを見つめて抽象化した要素を記載する

F：転用

　抽象化した気づきを実際に行動に移すためのアクションについて記載する。ここに書かれた内容が新しいアイデアや自分の目指すべき方向性につながる

● 森保ノート

　2022年サッカー FIFA ワールドカップで、森保一監督の「森保ノート」が話題になりました。この森保ノートは、文具メーカーコクヨのノートで、試合用はB6サイズ、練習用は A6 サイズと使い分けているとのことです。

　自分がその場で感じたこと、印象付いたことをどんどん書き込んでいくスタイルかつ簡単な色分けで強調することにより、メモを取りながら考えることができ、その後の振り返りにもつながります。研修医にとって忙しい臨床現場で、上記2つのような型にはまったものが難しい場合は、この森保ノートを応用して日常の気づきをどんどんメモしていくスタイルは参考になるかもしれません。

ポジティブ要素：青

課題・中略ること：赤

参考文献
- 安田　修（著）：仕事と勉強にすぐに役立つ「ノート術」大全．日本実業出版社，2022
- 小西利行（著）：図解すごいメモ．かんき出版，2017
- 前田裕二（著）：メモの魔力 The Magic of Memos．幻冬舎，2018
- 下地寛也：W杯・森保監督のノートに学ぶ トップクラスの人が続けるたった1つの習慣．ダイヤモンドオンライン，2022
  https://diamond.jp/articles/-/314828

COLUMN

◎ メモを取る際の筆記用具・ノート選び

● 使いやすい筆記用具を使う

常に持ち歩く筆記用具は自分が最も使いやすいものを選びましょう。デザインや書きやすさなど、さまざまな種類のものが出回っているため、好みに合わせて自分のお気に入りのものが見つかるはずです。自分が愛用している筆記用具を使うということで自分のメモに対する意欲も高まります。

● ノートのタイプ

綴じの種類（綴じノート・リングノート）、罫線の種類（横罫・方眼・ドット・無地）、サイズ（A6・A5・A4・B6・B5・B4）、紙質などさまざまなノートのタイプがあります。これらのノートのタイプの違いを理解することで、自分の用途や好みに応じて必要なノートを使い分けることができます。

41 質問力

質問することは最大のアピールのチャンス

#質問する

- ☑ 質問を積極的にしてやる気をアピールしよう
- ☑ あなたの質問は自分のためだけではなく、みんなのためであることを理解しよう
- ☑ 次に何を質問するかを常に考えながら相手の話を傾聴し、情報収集しよう

　質問することが苦手で、何を質問していいかわからないと思う研修医の皆さんは意外に多いのではないでしょうか。「何か質問ありますか」と聞かれたときに沈黙が続く、そんな光景をよく見かけます。医療現場や学習現場において効果的な質問を行うテクニックを身に付けることは皆さんにとって必要不可欠なスキルの1つです。ここでは効果的な質問を行うために重要なコツをいくつかご紹介します。

質問をする3つのメリットとは

　なかなか質問ができないと感じる理由として以下のような理由が挙げられると思います。

- ・周囲の目が気になり恥ずかしい
- ・何を聞いたら良いかわからない
- ・どのように聞いたら良いかわからない

　それでは質問力を高めることでどのようなメリットがあるのでしょうか。

● やる気のアピール・信頼関係の構築

　相手に質問することで自分が相手に興味関心を持っているということを示すことができます。レクチャーや会議で必ずメモを取り、疑問に思ったことはいつでも質問できるような状態にしておきましょう。最初は素人質問で全く問題

はありません。皆さんの真摯な姿勢が必ず相手に伝わります。質問するために
は相手の話をじっくり聴き、内容を理解する必要があります。日常においても
効果的な質問は相手の発言を自然に引き出し、スムーズな会話が可能となりま
す。

より深い情報収集

　自分が質問することにより、相手の話の中のさらに深い部分まで情報を収集
することができます。さまざまな切り口からの質問は、相手から関連した重要
な部分をさらに引き出すことが可能です。例えば指導医が話の中では触れられ
なかった背景やこれまでの関連した経験を聞くことで、より情報に深みを持た
せることができることがあります。

記憶の定着

　皆さんにも経験がある人もいるかもしれませんが、勇気を振り絞って大勢の
前で質問した経験は後に強い記憶として定着していることがあります。また、
今自分が疑問に思ったことは、必ず次回も同じような場面で同じ疑問に遭遇す
るはずです。何度も反復して学習することは記憶の保持に重要です。

自分のためだけでなくて周囲のため

　あなたの質問する内容が、周りの研修医がみんな当たり前のように知ってい
て自分だけが知らないことなのではないかと心配になり、質問するのをためら
ってしまうこともあるかもしれません。しかし重要なことは、質問はあなた
1人のためだけでなくて必ずグループのためになるということです。どんなに
あなたの質問が基本的な内容でも、周囲の復習の機会になったり新たに学び直

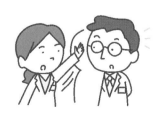

すチャンスになったりして、決してマイナスになるものでありません。指導医からのポイントを押さえた回答は、周囲の研修医にとって貴重な学びの機会であるため、あなたが勇気を振り絞って発言した質問は実に貴重なのです。

質問の種類を知ろう

　質問の種類はさまざまありますが大きく分けて以下のような質問の種類があります。

● オープンクエスチョン

　回答範囲の広さから自由な意見を引き出すことができる。一方、回答範囲が広すぎて回答に困るような場面もあるため注意が必要である。

● クローズドクエスチョン

　「はい」「いいえ」で答える質問や限られた選択肢のなかから答えてもらう質問のこと。一方、多用すると相手に対する尋問のように感じさせることもあり注意が必要である。

● どのような質問が適切か

　自分で簡単に調べられるような質問や、相手の知識を試すような質問は一般的に適切でない質問といわれます。一方、これまでの経験や意見についての質問は、その人にしか答えられない、かつ回答するのに容易な質問であるため良い質問とされます。

> ●良い質問
> 相手の話を深掘りする質問・これまでの経験や意見に関する質問
> ●悪い質問
> 自分で簡単に調べられるような質問や相手の知識を試すような質問

質問力を高めるために必要なこと

● 相手の話をしっかり傾聴する

　まずは相手の話にしっかりと耳を傾けて、興味関心を持つことが重要です。「質問力」を高めることは「傾聴力」を高めることと非常に近いのです。相手の話に対して共感し、会話を掘り下げるための疑問点を探すことが重要です。また笑顔や相槌などによる話しやすい雰囲気作りも相手との信頼関係の構築には非常に大事な要素です。指導医があなたに何かを教えている場面では、あなたが積極的に相槌を打ってくれると非常に話しやすいものです（別項43「教えられ上手になるために」参照）。

● 質問力が高い人を観察する

　どのような質問が適切か、頭では理解していても実際に行動に移せないことも度々あります。周囲で質問力が高い人を観察して、どのように自分が取り入れられるかを考えてみることも重要です。周囲だけではなくテレビなどメディア上の人物でも構いません。上手な司会は適切な質問を繰り返していることがわかるはずです。

● 自分が質問された内容を振り返る

　皆さんが質問されて答えやすかったもの、答えにくかったものを思い出してみてください。相手の立場を考えて質問を考えることにより、自然と相手が答えやすいような質問を準備することができるようになります。

● 数多く経験する

　重要なことは質問することに慣れること、慣れるために場数を踏むことです。質問すること自体に緊張する方は経験値を積むことで抵抗感が少なくなっていくことが実感できると思います。また、繰り返しの質問の経験により相手が答えやすい質問や話題に応じた質問を考えたりすることができるようになります。

情報整理力

効率よく情報を整理して素早く取り出すためのテクニック

#情報をまとめる

- ☑ 情報整理の目的はいつでも引き出せるような状態からアウトプットすること
- ☑ 一石四鳥！ 情報整理力を身に付けることでさまざまなメリットがある
- ☑ 情報整理のコツは、「捨てる」「見える化」「速さと自由度」

　皆さんが普段生活するうえで実に多くの情報が絶え間なく入ってきます。研修医として新しいことを経験し、日々学習していくなかでどのように情報を整理していますか？ ありふれた情報をいかに取捨選択し、自分の中に整理して取り入れていくかが重要になってきます。この情報整理力は医師としてだけではなく、社会人として最も重要なスキルの1つです。

情報整理力とは

　まず情報整理力とは、自分がインプットした情報を理解し、いつでも取り出しアウトプットすることができる一連の流れのことを指します。つまり、情報を整理する目的は自分の理解を助けることだけではなく、その先にある情報を有効活用するという点にあります。皆さんはその日に学んだ知識や経験をどのように保管していますか。例えばレクチャーで学んだ内容を「ふーん」と聞き流すだけでは多くの情報の記憶の保持が難しく、すぐに忘れたり次に十分に活かすことができるだけの理解が追いつかずにせっかくの情報がどんどん劣化していくことになります。したがって、情報を効率よく収集しわかりやすく整理することにより、スムーズに引き出すことが可能になっていきます。

情報整理力を磨くことでどのようなメリットがあるか

● 取捨選択能力が身に付く

　多くの情報を目の前にし、どれが有用でどれがそうでないかを繰り返し判断し取捨選択しなければなりません。

● 理解力が高まる

上記に述べたように、情報を整理する際には自分がわかっている事項、わからない事項をはっきりさせる必要があります。自分が咀嚼し理解できない内容は整理不可能です。その都度理解を深めることにつながります。

● アウトプットがしやすくなる

一度取り入れた情報をうまく活かすためには次に自分が利用するか、他者と共有することで情報としての価値が出てきます。わかりやすい形でまとめ、かつすぐに取り出しやすいところに置いておくことによりアウトプットがしやすくなります。

● 周囲からの信頼を得ることができる

情報を適切に整理することができる能力を持つことで、周囲から仕事を適切に行うことができる人と捉えられ、信頼を得るきっかけになることがあります。自分が得た情報が周囲やチームにとって有益な情報であれば積極的に共有しましょう。情報は活用することで価値を持ったものとなります。例えば、自分の学習事項のまとめを周囲にも有用なわかりやすい形で共有したり、会議での議事録を迅速にまとめ共有することでチームや組織の中で生産的な結果を生み出すことができます。

情報整理のコツとは

● 必要でない情報を一気に「捨てる」

ありふれた情報を取捨選択することは、非常に重要なスキルです。ただし、この作業の1つひとつは積み重ねることにより多くの時間を奪っていくことにもなります。繰り返しの経験から、自分が必要でない情報を見分けることができるようになりますが、例えば、メールで必要でないDMの削除や関係のない広告を消したりすることが可能であれば積極的に取り入れていくことをお勧めします。最初から自分の中に入ってこない工夫をすることも重要です。

●「見える化」する、図解でまとめる

　情報のまとめ方は人によりさまざまなやり方があります。ここでは、できるだけ見える化する工夫をお勧めします。最終的な目的は、自分がすぐに取り出しやすい状態にすること、そして他者といつでも共有できるような状態にすることです。したがって、引き出したときに余計な解釈のための時間を少なくすることができるように、シンプルで整った情報を視覚化することも１つの方法です。

●「速さと自由度を意識する」ノート vs パソコン/スマートフォン？

　ノートで整理する方法とパソコンやスマートフォンのアプリを利用する方法とに分けられ、それぞれに長所と短所があります。ノートの場合、自分でイラストや図などを自由に描くことができるというメリットがあります。一方、検索には時間がかかり、必要な情報をすぐに呼び出すのは難しいことが短所です。一方、パソコンや携帯電話のツールでは、検索機能が優れていること、そしてさまざまなテンプレートや機能を使いこなすことにより、自分にあったさまざまな保存やまとめが可能となりアウトプットにも強力な武器となります。素早くかつ自由度・手軽に情報のメモを取ることができるかという視点で、それぞれの長所と短所を理解し、自分に有用なツールをぜひ手元に常に置いておいてください。最近は iPad だけでなくデジタルノートブックなどの新たな電子機器が登場しており今後の動向にも注目したいところです。

43 教えられ上手になるために

より多くの学びを得るための 6 つのテクニック

教えてもらう

POINT

☑ 良好なコミュニケーションで信頼を得る！
☑ 教える人にまた教えたいと思わせる
☑ メモ帳をまず用意しよう

指導する側から考えてみる「教えやすい人」「教えにくい人」

皆さんが研修医として慣れない環境に立ったときに、さまざまな疑問が生じると思います。自分で調べることも大事ですが、積極的に教えてもらうようにしましょう。しかし、皆さんのなかには、「教えられ上手」と「教えられ下手」の両者がいるはずです。教えられ上手な人は先輩から多くの新しいことを吸収し成長していく一方、教えられ下手な人は、なかなか学びを得ることができずにいます。「なかなか教えてくれない」と呟く人もいるかもしれません。

指導する側になればわかるのですが、「教えたいと思う人」と「教えにくい人」の両者が存在することに気がつきます。この 2 つの違いは何でしょうか。ここでは皆さんが「教えられ上手」「教えたいと思う人」になれるようなテクニックをお伝えしていきます。

大前提は「良好なコミュニケーションと信頼関係」

人間の心理として誰もが、自分の行為に対して興味を示してくれる人を好み、自分が喜びを感じるものに時間をかけたいと思います。この心理は「教える」という行為でも同様です。信頼のおける後輩、積極的に頑張っている後輩に対して手厚く接したり、丁寧に教えたりすることは当然のことです。さらには他には共有しないことを教えてくれたり、自分の大事な人を紹介してつながりを持たせてくれたりしてくれることもあるでしょう。人と人の付き合いですので、良好なコミュニケーションが大前提であることは言うまでもありません。

それでは、実際に役立つ具体的なテクニックをお伝えしていきましょう。

「教えられ上手」になるための 6 つのテクニック

● 明るい表情・反応・相づち

以下の 6 つのなかで 1, 2 を争う重要テクニックです。

教える側が一生懸命教えたとしても、暗そうな表情でリアクションが乏しい研修医を目の前にすると「聞いているのかな？」「興味あるのかな？」「つまらないのかな？」と教える側は疑問に思います。

明るい挨拶から始まり、「楽しそう」な表情で効果的な相づちや反応を示すことは、教える人にとってモチベーションの維持につながります。積極的にコミュニケーションを取ることにより教えたいという心情にさせるのです。

● 積極性・旺盛な好奇心

自分が抱いている疑問をどんどん質問してみましょう。「何か質問ある？」と言われて黙っているのはもったいないです。別項 41「質問力」でも述べていますが、常に「指導医に会ったら何を質問しようかな」と用意をしておくことは重要です。あなたの積極性の表れとしてアピールができます。また、教えてくれる人の話の中身にも興味を持ちましょう。「もっとそこを詳しくお聞きしたいです！」「〇〇に関してとても興味があります」「自分で調べてみますので後日再度お時間を 15 分ほどいただけますか」などといった反応は教える側としては嬉しいものです。結果的に好奇心が旺盛で質問が多い人にはどんどん有益な情報が集まるのです。

● 率直さ・素直さ

上級医に教えてもらったことを、「それ知っています」「大事とは言っても実際にあまり使わないんじゃないですか？」「でも、こっちにはこう書いてありました」など、素直に受け入れない場面もたまに見かけます。もし心の中で思っていたとしてもいったんは素直に聞きましょう。教える側がどんな気持ちになるかを想像してみてください。

また、プライドが許さずに自分がわからないことを人に聞かずそのまま放置したり、わかったふりをしたりする人がいます。素直に「わからない」、率直に「教えてください」と伝えることは簡単そうで意外に難しいです。皆さんが出会っ

た問題はいずれ必ず同じ問題で壁にぶつかるため、そこで解決しておくかどうかで後々の人生に大きく関わります。「聞くは一時の恥、聞かぬは一生の恥」です。学ぶことは膨大なので、特に上級医だけではなく同期から教えてもらうときや、後輩に教えてもらうことも今後増えてくるかと思いますが、学年に関係なく同様の姿勢で臨めるかは自分の成長につながるかどうかの分かれ道となります。

● アクティブメモを取る

　教えてもらう際にメモを取るということは大きく2つの意味があります。

　1つ目は「記憶より記録」。1度聞いた内容を忘れないようにしっかり記録として残し、後で何度も見直せるようにします。教わった内容を忘れるどころか、教わったこと自体を忘れることもあります。次に聞かれたときにしっかり答えられるようにするためにまずは記録に残しましょう。

　2つ目は「教えてもらう人へのマナー」。メモを取ることで、「今教えてもらっている貴重な時間を無駄にしない」「教えてもらったことをすべて吸収する」という姿勢を表すことが重要です。逆にメモを取らないと、「聞き流しているな」「貴重な話と思っていないんだな」と教える側のモチベーションを下げる原因となります。

　いますぐメモ帳を用意しましょう。裏紙は認められません。すぐに書き込むスペースがなくなったり、うっかり捨ててしまったりすると教える側はわかっているからです。ポケットサイズでいつでも取り出せるメモを胸ポケットに入れておきます。効果的なメモの取り方に関しては別項40「メモ力」をご参照ください。

● 迅速な自主トレ

　意外に実践されていないのがこの自主トレです。具体的には、教えてもらったことはすぐに再度復習し、できるだけ他の人にアウトプットすることにより記憶の定着に努めるトレーニングを繰り返すということです。教えてもらってそれをメモするところまではクリアしたのにもかかわらず、それで満足している人が実に多いのです。聞くときは調子が良いけれど、同じことを何度も質問してくることが続くと自分のものになっていないことが教える側にはすぐにわかります。そして、覚えてくれていないと何度も教えることにだんだんと虚し

さを感じるようになるのです。

● 報告と感謝

　教える側としては自分が教えたことにより相手がそれを活かして何かができるようになると、成長を感じることができて嬉しいものです。自分の忙しい時間を使って教えた甲斐があったと喜びを感じ、またその人に教えたいと思うようになります。

　したがって、皆さんは教えてもらった後に「〇〇ができるようになった」「教えてもらった知識が役に立った」と積極的に報告するようにしましょう。

　また、忙しいなか貴重な時間を割いて教えてもらえることに感謝の気持ちを忘れずに相手に伝えましょう。もちろんお世辞は禁物ですが、「ありがとうございます」「わかりやすかったです」「是非次もお願いします」「先生のおかげでうまく〇〇できました」、などと言葉で伝えることは良好なコミュニケーションを取るうえで重要な要素です。

44 クレーム対応力

ピンチをチャンスに変えるテクニック

#クレームに対応する

☑ クレーム対応の原則は「相手の心情理解」
☑ クレームを発生させるギャップの種類を理解しよう
☑ クレーム対応で役立つフレーズを身につけよう

クレーム対応は最大の成長のチャンス

　皆さんのなかで患者さんや家族からクレームを言われた経験がある方はどれくらいいますか？　目の前の患者さんの診療に力を尽くしているにもかかわらず、患者本人が怒ったり家族に不満を言われたりして精神的に参ってしまう方も少なくないのではないでしょうか。誰もが患者さんや家族からのクレームは良い気持ちはしないと思います。心理的負担が大きく、避けたいと思う気持ちはよくわかります。しかし、社会人として適切なクレーム対応ができるかどうかは必須スキルの１つといえます。また、このクレーム対応から学び、自己の成長につなげられるかどうかはあなたの今後を大きく左右するといっても過言ではありません。クレームを相手からの「ありがたいお言葉」と視点を変えて捉えるためのコツをお伝えします。

相手がクレームをする「心情」をまずは理解する

クレーム対応がうまくいくためのコツとして以下の４つが挙げられます。

> A. 相手の話を「最後まで聞く」・「クレームの内容を正確に理解する」
> B. 相手の心情に「共感する」・「限定的な」謝罪をする
> C. 対処法を提示する・持ち帰る
> D. 思いを述べていただいたことに「感謝する」

● A.「最後まで聞く」「クレームの内容を正確に理解する」

　例えば、あなたが患者さんから「採血に何度も失敗してどうしてくれるんだ

よ。もう来るな」とクレームを受けたとします。そんなとき途中で話をさえぎって否定したり、またつい感情的になってしまったりすることがあります。また、「血管が細いからですね」「途中まで良かったのですが途中で動かれたので…」などと患者さんのせいにしたり言い訳をしたりする光景を見かけます。

何気ない一言ですが、患者さんにとっては「こんなにつらい思いをして誰かにわかってほしい」というのが本音です。まずは相手の話をしっかり聞くことが重要です。

患者や家族がどのようなことに対してクレームをしているか、要望は何かを正確に把握する必要があります。クレームがなかなか解決しない原因にお互いの認識が異なる、ということがあります。

これを見誤ると「二次クレーム」と呼ばれる、さらに対処しがたい状況になることがあるために注意が必要です。メモをしっかり取って、相手が何を不満に思っているのか、また何を望んでいるのか、いつまでに対応を希望しているのか、などを記録しましょう。特に、期限に関することは二次クレームの頻度として多いです。例えば、「上司と相談して再度お電話をしますので、少々お待ちください」という返事が、「少々」という言葉は定義が曖昧で、相手に不安を与えます。

いきなり解決策を示したり自分の立場を主張したりすると、患者やご家族に不快な思いをさせる可能性があるため、「○○については××ということですね」と復唱しお互いの認識をそろえることが重要です。

● B. 共感する・「限定的な」謝罪をする

上記をクリアした後に、まずは相手の心情に対しての共感を示すことが重要です。上に述べたように、クレームをする側の気持ちとしては、内容そのものより心情への共感を求めていることも実は多いのです。ここで、一方的に「申し訳ありません」と全面謝罪する人もいますが、誠意は伝わりません。

全面的な謝罪をしてしまうと「非を認めた」と捉えられ一気に相手の立場が有利になることがあるため、トラブルにならないよう注意が必要です。こちらに全面的に非がある場合は別ですが、相手の主張には事実関係の確認が必要な場合も多く、「限定的な謝罪」がポイントです。「限定的な謝罪」とは、特定の行為に対する謝罪、またクレームの内容そのものではなく、患者や家族に不快な思いをさせたことなどの心情面に関する謝罪が含まれます。

「説明が至らなかったことに対しまして、ご心配をおかけして申し訳ありま

せん」「大変お待たせして、申し訳ありません」

　クレーム対応の最初のアクションである上記のA・Bをまずはしっかりこなし、相手に「そうなんです」と言ってもらえたらクリアです。

　「話を聞いてくれているな、この先生は共感してくれて話がわかってくれそう」と思ってもらえるかが運命の分かれ目だと思います。

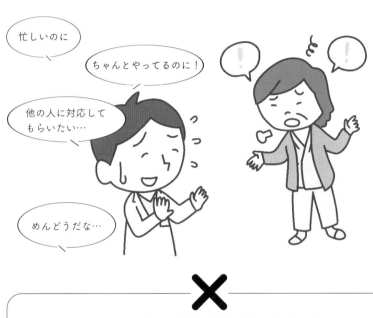

×

・言い訳をする：「外来患者さんが多くて入院患者さんの対応できなかった」
・専門用語を並べて反論する：「医学的に○○が××だから間違っています」
・たらい回しにする：「別の部署にお電話をかけてください」
・感情的になる：「そんなはずはありません！」
・責任転嫁する：「それは前の病院の先生が間違った診断をしたせいです」

二次クレームへ拡大 ➡ 収集がつかなくなる

● C．対処法を提示する・持ち帰る

　自分で対処法や解決法を提示することができればそうしますが、相手の要求が大きい場合やその後トラブルになりそうな場合など、その場だけでは回答できないことも多いでしょう。無理にその場で対処しようとせずにいったん持ち帰り上級医に相談することが大事です。「クレーム対応は複数で対応する」というのも大事なテクニックなので、上級医や院内の該当部署と共有して対応を検討します。この場合、「○○までに再度ご連絡します」と期限をしっかりお伝えすることです。対応が遅いことによる二次クレームに発展するリスクをできるだけ減らします。

● D．意見を述べていただいたことに感謝の意を述べる

　どんなクレームでも上記の相手への心情に共感するという原則から、最後に「貴重なご意見をありがとうございます」「是非とも今後の改善のために努めてまいります」とお礼を述べるようにしましょう。有名企業のお客様クレーム対応投書箱の宛先が社長室だったりする事例もあります。つまり、お客様からの意見が今後の製品開発につながったり、会社全体のサービス向上のための戦略作りにつながったりと、チャンスになることもあるというのが大きな理由です。

クレームを生み出すギャップとは

　そもそもクレームとはなぜ起こってしまうのでしょうか。受診理由はそれぞれですが、医療現場において患者や家族は「症状をよくしてほしい、病気を治してほしい」という期待を持ってあなたのもとに来院されているはずです。つまり、上記に伴う相手の期待が前提としてあり、目の前の現実と比較したギャップから生じるのがクレームなのです。

　医療現場においては大きく以下の2つのギャップがあります。

● クオリティーギャップ

患者が期待している医療の質が期待よりも下回る場合

「これだけの金額を払っているのに自分が求める医療のレベルと異なった」

「痛みが少ないと言われていたのにこんなにも痛かった」
「言葉遣いはこうあるべきなのに医療スタッフが敬語の使い方を間違えていた」

● 認識ギャップ

医療者の認識と患者の認識にズレが生じている場合

「毎日丁寧に病状説明をしてくれると思いきや、毎日の回診は数分程度で時間を取って説明してくれたのは週に1回のみだった」
「1週間で退院するはずだと思っていたのに主治医から4週間の治療が必要と言われた」
「少々お待ちくださいと言われていたので数日以内と思いきや、対応が1週間後だった」

クレーム対応時に役立つクッション言葉・フレーズ集

ここでは、実際にクレーム対応するときに役立つ表現をご紹介します。

● 謝罪

🔊「申し訳ございません」
「大変失礼いたしました」
「深くお詫びいたします」
「今後このようなことがないよう十分注意いたします」
「ご不快な思いをさせてしまいまして申し訳ありません」

● 共感

🔊「おっしゃる通りです」
「ご心配ですよね」
「貴重なご意見、真摯に受け止めます」
「大変ご心配なことと思います」
「大変ご不安な思いをさせてしまいました」

● お伺い

🔊 「差し支えなければ、詳しく教えていただけますでしょうか」
「もしよろしければ、お話をうかがっても良いでしょうか」
「恐れ入りますが、○○していただけますか？」

● 感謝

🔊 「貴重なご意見をありがとうございます」
「今後の参考にさせてください」

COLUMN

◎クレームを大事にする 「1：29：300」

何の数字かご存知でしょうか。

米国でハインリッヒによる労働災害の事例の分析で、以下の数字が報告されています。

重症：1
軽症：29
ヒヤリハット：300

これをクレームに置き換えると、1つの重大なクレームの裏には29の軽微なクレームと300の患者や家族の声が存在することになります。あなたから見ると患者や家族は多くの担当のなかの1人かもしれませんが、彼らにとってはあなたに命を預け信頼を置いている唯一の存在です。「もし自分が本人の立場だったら…」と考えて、上記ギャップを埋めるために改善できることを考えてみましょう。クレームをゼロにすることはできませんが、患者や家族からの満足度を上げるきっかけになるかもしれません。

参考文献

・廣田早恵美(著)：クレーム対応に困らないナースの「謝罪力」「交渉術」第1版—対人関係力を高める7つのレッスン．メヂカルフレンド，2020
・小川貴之，浅井真紀子(著)：仕事がデキると言われている人が必ずおさえている 謝罪・クレーム対応の鉄則．クロスメディア・パブリッシング，2008
・山下由美(著)：役所窓口で1日200件を解決！ 指導企業1000社のすごいコンサルタントが教えている クレーム対応 最強の話しかた．ダイヤモンド社，2019

45 時間管理術 1

自分の時間を増やすための 3 つの考え方

時間を管理する

POINT

☑ 自分の 24 時間を見直そう

☑ 自分の時間を増やすキーワードは「生産化」「ロスの削減」「時間の置換」

社会人として時間の有効な使い方を身に付けることは重要なスキルの 1 つです。忙しい研修生活において、時間がないと嘆く人も多いのではないでしょうか。忙しいことを理由に、学習のための時間や自分が成し遂げたいことに費やす時間を確保できない方も少なくないと思います。人は誰でも 1 日 24 時間という平等な時間を与えられていますが、ほんの少しだけ時間に対する考え方を改め、時間の使い方を工夫することによりあなたが自由に使える時間を増やすことができます。自分の時間の確保は将来の自分への大きな自己投資につながります。

自分の時間を増やす 3 つのポイント

自分の時間を増やすポイントは、

・非生産的な時間を生産的な時間に変えること
・時間ロスを削減すること
・時間を置換する（アウトソーシング）

です。以下に具体的に示していきます。

生産化：非生産的な時間を生産的な時間に変える

● 隙間時間を利用する

さまざまなタスクを多くこなす忙しい毎日において、隙間時間をうまく有効活用することができるかどうかは自分の時間の確保のためには最も重要なスキルの 1 つです。例えば、エレベーターを待っている間、移動している間、ミー

ティングが始まるまでの間、外来で次の患者さんが来るまでの間、などです。隙間時間という定義は曖昧ですが、30秒でも1時間でもタスクとタスクの合間の時間はすべて隙間時間です。ここで最も重要なことは、いつでもすぐに取りかかることができる環境作りと頭のスイッチの迅速な切り替えです。常にその日の隙間時間に何を行うかを計画しておくことがポイントです。

● 同時に複数の作業を行う

　頭を使わない非生産的な時間、例えば移動中や家事などの単調な作業中に他の生産的な作業を同時に行います。例えば移動中にジャーナルやPodcastやYouTube動画の音声を聴く、家事をしながらオンデマンドの講演やレクチャーを視聴するなどです。また、病院でエレベーターを使わずに毎日階段を使うことにより、仕事以外で確保しなければいけない運動のための時間を省略することも同時作業の1つの例です。それぞれ別個に行っていたものを同時に行うことで時間を半分に短縮することができ、結果新たな時間を生みだすことが可能となります。

ロスの削減：時間ロスを削減する

● スマートフォンの通知による思考の遮断を少なくする

　皆さんの日常のなかで自分の作業を中断する最大の原因としてスマートフォンの通知機能が挙げられると思います。例えばLINEなどのSNSの通知音やバッジにより集中していた環境からいったん遮断され、通知の内容を確認した後も元の作業に戻るために時間がかかってしまいます。数秒だから大したことはないと思う人もいるかもしれませんが、重要なポイントは、1つひとつは短時間であったとしても繰り返すことにより時間が積み重ねられること、また集中力を取り戻すために時間がかかるため、実質は2倍も3倍も時間をロスしたことになる点です。そのため、急な対応を求められる電話や重要な人からのメールを除き、急がないSNSやブログ・ニュースなどの通知はオフにすることを検討しましょう。これらをチェックする頻度や時間を自分で決めることは非常に重要です。スマートフォンの使用時間をチェックできる端末がありますので是非確認してみてください。1日のうちのスマートフォンを眺めている時間が思っている以上に多いことに驚いてしまう人も少なくはないはずです。

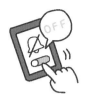

● 決断や選択する時間を少なくする

　もう1つの時間的なロスとして、何かを決断したり選択したりする時間が挙げられます。人は決断や選択する際にはいったん立ち止まり、思考を巡らせます。普段の日常生活でも例えば着ていくもの、履いていくもの、持参するものなど、さまざまな場面で小さな決断をします。それにかかる時間はもちろん、多ければ多いほど思考の疲弊が起こります。したがって、別項48「習慣化のコツ」でも述べているように、ルーチン化できるものは生活の一部としてできるだけ意識的に決断したり選択したりする場面を減らす工夫が必要です。

● ユーザー辞書やテンプレートで動作を速くする

　周りの人が10分間かかる作業を5分間でできるようになれば、理論的には5分間の自分の時間を生み出すことができます。日々の業務において、例えばカルテを書く際にユーザー辞書やテンプレートを利用したり、メールを書く際にも署名機能（名前や所属だけでなく用途に応じた複数のテンプレート）を利用したりすることにより反復作業に関してできるだけ効率化することが可能になります。携帯電話やPCで何かを購入する際にメールアドレスや住所などの情報を一から毎回入力している人はいませんか。これもユーザー辞書で登録をしていることにより大幅な時間の短縮が可能となります。

時間の置換

- 作業を他の人に依頼する
- 移動手段をお金で買う
- アウトソーシング

　自分の時間を置換するということは少し複雑な概念に聞こえますが、単純に自分以外でもできる作業を他に依頼することにより、自分の時間を生みだすことが可能となります。これは何もかも他の人に仕事を押し付けると言う意味ではありません。例えば、家事を代行してくれるサービスを利用したり、食器洗い乾燥機、洗濯乾燥機、ロボット掃除機など家事の負担を軽減してくれる家電用品に投資したりすることで自分の時間を増やすことができます。また、移動手段として、例えば満員電車をタクシーに置き換えたり、新幹線をグリーン車に変更したりすることにより快適な環境で仕事を進めたり自分のために時間を使うことができます。金銭的に余裕があることが条件ですが、短期的にはもったいないと思っても、お金と時間の対価を意識すると中長期的に十分に価値のある投資であることに気がつきます。

46 時間管理術 2

ゴールデンタイムを見直す　朝・昼・夕方・夜の勉強時間の使い方

#時間を管理する

- ☑ 早起きをして誰にも邪魔されない時間を確保しよう
- ☑ 日中は隙間時間、夕方は振り返り、夜は終了時刻を設定して効果的に時間を活用しよう

　それでは、実際に研修医として忙しい皆さんが、1日の中でどのように勉強時間を確保し有効活用できるかを具体的に考えてみます。人それぞれゴールデンタイムと呼ばれる、集中力がピークに達する時間帯は異なります。また勤務の形態によっても勉強時間を確保できる時間は異なります。まず大前提として、睡眠時間や食事、家族との交流などの重要な時間は削らないようにします。そのうえで朝、日中の隙間時間、夕方、夜の時間の使い方について以下に示します。それぞれの状況に応じて可能な範囲で参考にしてみてください。

朝の時間の使い方

　研修医として忙しい皆さんが、どのように朝の時間を過ごすかは非常に重要です。もし皆さんが早起きして朝に時間を確保できる勤務形態であれば、まずはこの朝時間の確保をお勧めします。理由は2つあります。

　1つ目は、何かに邪魔をされる可能性が非常に少ないこと。2つ目に、夕方や夜に比べて思考や集中力のピークが朝に持ってきやすいことです。朝の時間に最も学びたいことや、最も終わらせたいタスク「ファーストタスク」を実行するのです。このファーストタスクの原則により、何か自分がやり遂げたいこと・学びたいことを確実に進めることができます。時間が多く取れないときは、5分10分といった限られた時間だけでも構いません。ちょっとした時間も大切にして積み重ねていくことで、時間がかかりそうな長大な内容でも確実に学ぶことができます。

日中の隙間時間の使い方

　日中は病棟や外来などの業務でまとまった時間を確保することが難しいと思

います。しかし、前項 45「時間管理術 1」で述べたように隙間時間を利用することは非常に重要です。少しでも何かをインプットできるような工夫を取り入れ積み重ねることにより、1 日のうちでの勉強時間が多く増えることになります。例えば、レクチャーでの学習資料を読み返そう、最新のジャーナルをチェックしよう、新しい語学の単語やフレーズを覚えよう、などと皆さんの目標にあわせて決めてみてください。物理的に常にすぐ取り出せるように、携帯アプリなどのツールを白衣のポケットに入れて利用することも方法です。

夕方の時間の使い方

　日中の業務が終わったら、必ず最後に最低 5 分程度その日の振り返りを行ってみてください。その日に学習できたことはもちろん、わからなかった疑問点、勉強したい項目など振り返りを行うことが成長の鍵です。忙しい毎日で次の日にはまた新たな疑問が浮かんできます。できるだけその日のうちに解決する習慣をつけることが重要です。しかし、すぐに解決できないものは自分のメモアプリやストックツールを利用して必ず可視化し記録することをお勧めします。翌朝のゴールデンタイムを利用できればベストですが、必要と自分が思ったそのときが学習の最大のチャンスです。後回しにして時間が経てば経つほど消化しきれなくなり、後に同様の疑問にまたぶつかり「あのときしっかり学んでおけば良かった」と後悔することになります。

夜の時間の使い方

　夜の時間の使い方は人によって大きく異なります。自分の仕事以外の時間にあてることも、休息を取りリフレッシュするためには重要です。テレビを見る、本を読む、趣味の時間を過ごす、家族と大事な時間を過ごす、などいろいろ過ごし方はあると思います。自分のための時間が確保でき、学習するための時間とする選択をした場合、短時間でも先程の移動時間で学んだ内容を復習する反復時間として設定すると学習効果が高まります。そして最も重要な夜の勉強のポイントは、終了時間を自分で設定することです。終了時刻を決めることにより、締め切り効果を使うことができます。なんとなくダラダラ深夜まで学習することは次の日のパフォーマンスにも影響するためお勧めはできません。眠くなったら早めに切り上げて、次の日の朝を有効活用するために十分な睡眠をとることも 1 つの戦略です。

移動時間の勉強時間の確保方法

　皆さんがそれぞれ置かれた環境によって移動時間は異なると思います。自分の移動時間がどれぐらいあって、そこにどのくらい勉強時間を確保することができるか考えてみましょう。上記の日中の隙間時間と同様に、大前提としてどんな環境でも勉強ができる準備をしておくことをここでも強調したいと思います。車、バス、電車、歩いての通勤で Podcast や YouTube などの耳を使った学習が可能です。さまざまな無料のオンライン教材やアーカイブ動画が容易に入手できるようになってきましたので、自分に合うものをストックしておきましょう。移動時間では時間制限が必然と設定されるため、その時間内に短時間で勉強する内容がシンプルかつ時に頭に入ってきやすいと思います。また繰り返し同じ内容を学習することが可能です。

47 マルチタスク vs シングルタスク

両方の使いこなしが鍵

タスクを実行する

POINT
- ☑ ７つの習慣から学ぶタスク管理法
- ☑ 一定の時間集中できる環境作りのコツ
- ☑ 全体状況を１日に１回確認する

社会人になり、今後次第に年次が上がるにつれて、さまざまな種類の仕事やタスクが皆さんのもとに飛び込んできます。研修医１年目が一番忙しいと思っていたあなた、実は忙しさに年次は関係ありません。最初はシステムや仕事に慣れること自体や多くの患者さんをケアする忙しさから、次第に学会発表や専門医試験、その後論文執筆や専門領域の勉強など形の異なる業務が年々増加して、時間がいくらあっても足りないと思うようになります。また医師としての仕事だけでなく、プライベートでも家庭との両立も重要になるでしょう。そのような状況のなか、複数のことを同時にこなしていくマルチタスクに対応する能力が問われるようになります。

マルチタスクに対応するというと、なかなか苦手と思う方も多いのではないでしょうか。人間は、同時多発的に発生する事柄に対応することはそもそも得意ではありません。それではどのようにして対応すべきでしょうか。大きく３つのポイントがあります。

1. 緊急度と重要度の軸で考える
2. １つの仕事に取りかかったら一定の時間集中できる環境を作り上げる
3. 常に全体を見渡し進行状況を確認する習慣をつける

以下に１つずつ見ていくことにしましょう。

緊急度と重要度の軸で考える

「緊急度と重要度のマトリクス」という言葉を聞いたことはありますか？ これは『*The 7 Habits of Highly Effective People*』（邦題：『７つの習慣』）といっ世界的に有名な書籍の著者であるスティーブン・R・コヴィー氏が提唱したタス

ク管理法です。つまり目の前のタスクがどれくらい緊急を要するか、そしてど
れくらい重要かを判断します。

　それらを図にすると、以下の4つに分けられます。

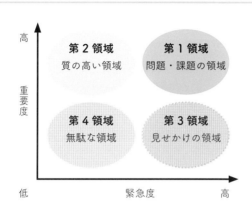

図　緊急度と重要度のマトリクス
Stephen R. Covey：The 7 Habits of Highly Effective People より

● 第1領域　問題・課題の領域

・締め切りの迫った仕事
・患者さんからのクレーム対応
・日々のカルテ・サマリー作成など

　緊急度も重要度も高い領域。締め切りの迫った仕事や患者さんからのクレー
ム対応など、即時対応が必要となるもので、何よりも先に着手しなければなら
ない領域です。

● 第2領域　質の高い領域

> ・自己学習
> ・人脈作り
> ・進路に向けた取り組み

　すぐに取り組まなくても良いが重要である領域。自己学習や進路に向けた取り組み。人脈作りなど。今後の将来を左右する、根幹となる活動の領域です。

● 第3領域　見せかけの領域

> ・日々のメール対応
> ・雑用
> ・それほど重要ではないミーティング

　すぐに対応することが求められるものの、それほど重要ではない領域。日々のメール対応や雑用などが入ります。

● 第4領域　無駄な領域

> ・暇つぶし
> ・何もしない待ち時間
> ・何もしない移動時間

　緊急でも重要でもない領域。将来の役に立つことがほとんどない、時間の浪費ともいえる領域です。

● 時間を効率よく使うコツ

　目の前のタスクをこの緊急度と重要度の軸を設けた2×2のマトリクスに落とし込んで整理します（図）。右上のタスクを優先させることはもちろんです

が、いかに右下の第3領域の時間を少なくし第2領域の時間を設けるかが今後の成功の秘訣となります。**仕事の「緊急度」と「重要度」を基準に仕事の優先度を決めることができると、時間を効率よく使えるだけではなく、空いた時間で自分の将来に向けたチャレンジや準備にあてることができます。**

1つに取りかかったら一定の時間集中する

これは意外に見逃されやすいことですが、マルチタスクをこなすうえで最も重要なことと言っても過言ではありません。あなたは周囲の人が一定の短い期間に複数のことをこなしているのを見て、「すごいな」と思うことがあるかもしれません。同時にこなすことがカッコいいと勘違いし、あれもこれも短い時間に手をつけてはいないでしょうか。結果的に集中できずにタスクをこなせないことも珍しくありません。また、皆さんにも経験がある人も多いと思いますが、1つのことに取りかかっても他のことが気になって目の前のタスクを中断する、ということもありがちです。例えば学会のパワーポイントを作り始めたけど、途中でスマートフォンのSNSの通知が気になってチェックした。週末に行きたいところの情報が気になって調べてみた、など他にも挙げればキリがありません。このタスクの中断、行動の行き来こそが仕事のスピードを停滞させる最も大きな原因なのです。したがって、自分なりに一定のルールを決めて集中せざるを得ない環境を作り出す必要があります。例えば、30分は途中で携帯を使わないように手の届かないところに置く、目の前の仕事が終わるまで通知を切る、などです。自分なりに工夫をしなければダラダラと時間だけが過ぎてしまいます。マルチタスクの時代だからこそ、シングルタスクを大事にして集中効果を利用して物事を進めるという能力は周囲と差をつける重要な要素だと思います。

決まった時間を集中することに活用できる便利なアプリとしてポモドーロアプリの『Focus To-Do』『Focus-集中タイマー』などがあるので参考にしてみてください。

常に全体を俯瞰する習慣をつけよう

多くのタスクを抱えるなか、1つのことに集中してタスクをこなしていくシングルタスクのスキルの重要性は上で述べました。ここでもう1つ重要なのが、常に全体を俯瞰してそれぞれのタスクがどれだけ完了したか、残っている

ものは何かをこまめに見返す習慣をつけることです。なかにはすぐには解決せずに時間を要するタスクもあるでしょう。そのような場合、常にそれぞれの皿を回し続けてそれぞれのタスクを再開させるまでの時間をできるだけ短くしましょう。前回から再開するのが1か月後というようなことになれば、何をしていたか思い出すのに時間がかかり無駄な労力と時間のロスを生んでしまいます。全体を常に俯瞰することで、進んでいるタスクとなかなか進んでいないタスクがわかり、その後の計画を立てる際の時間配分を考えることができます。

参考文献
・Covey SR：The 7 habits of Highly Effective People. Free Press, 1989

COLUMN

◎タスク管理に有用なツールの紹介

Notion
https://www.notion.so/ja-jp
1つのタスクに複数の情報を紐づけられる。カスタマイズが多種多様。

Evernote
https://evernote.com/intl/jp
2021年6月からEvernote内でのタスク管理ができ、チェックボックスやリマインダーが利用可能。

Trello
https://trello.com/
カンバン方式のタスク管理ができるので、タスクの進捗が分かりやすく可視化される。付箋を貼るような感覚。

Google ToDo
https://x.gd/SKXWS
Gmailからもタスク管理可能。シンプルで使いやすい。

48 習慣化のコツ

さらば三日坊主！ 誰もが継続できる7つのテクニック

\# 継続させる

- ☑ 習慣化のメリットを知る
- ☑ 習慣化を実現するための7つのステップを意識する
- ☑ 習慣化のための有用ツールを使う

　皆さんは普段の生活のなかで習慣化されている行動がどれくらいあるでしょうか。朝起きたら歯を磨く、コーヒーを毎日飲む、帰宅後にシャワーを浴びる、日常生活で数えきれない習慣が存在すると思います。皆さんが仕事やプライベートで何かを成し遂げたいと思ったとき、この習慣化のスキルは大きな武器となります。「始めてみたけど三日坊主ですぐに辞めてしまった」「忙しいから続けるのは無理」と諦めてしまう人も少なくないと思います。皆さんのために忙しいからこそ重要な習慣化を実現し目標を達成するためのいくつかのコツについて示していきたいと思います。

　まずは習慣化の定義は「行動や意識を無意識的に繰り返す状態」のことです。それでは習慣化によるメリットはどのようなことがあるでしょうか。

習慣化のメリット

● 継続することにより成し遂げたい目標に近づくことができる

　自分が成し遂げたい目標は、数日での達成は難しいことが多いと思います。仕事、勉強、語学、趣味など人によって分野や目標はさまざまだと思います。少しの努力で達成できるのであれば誰も苦労はしません。しかし数か月、数年と中長期的に継続することにより大きな目標が実現可能となります。

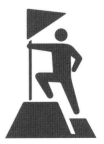

自己肯定感を高めることができる

　自分が成し遂げたいことを繰り返し継続することにより、少しずつ成果につながり自身の成功体験となります。この毎日継続できているという成功体験の積み重ねによって自己肯定感を高めることが可能となり、好循環を生み出し自信を持つことができるようになります。また、習慣化は皆さんもご存知の通り挫折してしまう人も多く、実際に継続できている人は多くはありません。したがって、何かを毎日続けているという事実は周囲からの信頼度を上げるきっかけになることがあります。

仕事のパフォーマンスを上げることができる

　また、仕事においても可能なものは作業やタスクを習慣化することにより、ウィルパワーの節約につながります。ウィルパワーとは何かを決定したり集中力の維持のために思考や感情をコントロールする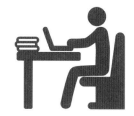力です。また、健康維持のための習慣化を取り入れることにより、身体的にも精神的にも良い影響を及ぼすことができます。ストレス軽減や集中力の維持が仕事に活かすことができるようになります。

習慣化のコツ

小さな変化から始める

　習慣化を実現するために最も大事なことは「最初の1歩」です。新しいことを始める際の心的負担が1番大きいからです。成功体験の積み重ねという観点から、簡単にクリアできるものから始めることが重要です。いきなり1時間頑張るのではなく毎日30秒から始めて「今日も継続できた」という自信が自然と継続の後押しをしてくれ、無意識に継続できるようになるための後押しにもなります。

● モチベーションに頼らない

ありがちなのが、やる気があるときに一気に進め、次第にやる気が少なくなって継続できなくなる、これが習慣化の失敗の大きな原因です。習慣化とは無意識に確実に繰り返すことであり、モチベーションに頼ってはいけません。「苦しいけど頑張る」のではなく、そもそも苦しい状況にならずに行動できるようにすることが重要です。「スムーズに取りかかれるかどうか」を意識し、自然に生活の一部として習慣化を取り入れることが重要です。

● 習慣化に必要な期間を知る

英国のロンドン大学の有名な研究によると習慣化に必要な日数の中央値は66日（約2か月）でした。18〜254日と人によってばらつきはあるものの約2か月かかるということを理解すれば、最初の数週間で習慣化することができなくても焦ることはありません。ただ毎日無意識に2か月続けることによって大きな継続の力となります。

● 仕組みを作る（時間）

継続するための重要な物差しとしての仕組み化です。実行するタイミングや時間を具体的に決めることです。1日のうちのどこかでやるのではなくて、毎日決まった時間に行うことで無意識に行うことが可能となります。例えば起床後30分、出勤後最初の15分、昼の休憩時間、就寝前の10分、など自分自身のスケジュールに合わせて必ず確保できるタイミングを設定してください。生活の一部なので理由をつけて後回しにしてはいけません。忙しい皆さんへのお勧めは誰にも邪魔されない「朝」です。また、仕組み化のタイミングとして何か別の作業や日頃の習慣に加えることにより無意識的な継続が容易になります。例えば通勤の電車や車の中ではKindleで本を読んだりPodcastを聞く。シャワーを浴びているときに瞑想を取り入れる、などです。

● 仕組みを作る（場所・モノ）

仕組み化の工夫として場所やモノの工夫も重要です。例えば語学なら実際に声を出しても良い誰もいない環境を設定し、また、継続のための余計な労力を

できる限り少なくするために、モノの配置も工夫をします。日記をつけるなら毎日すぐに取り出せるように決まった場所に日記帳と筆記用具があること、また携帯やPCでのアプリやサイトを使用するのであればすぐにスタートしやすい場所に配置することなどです。

● 記録する

　記録する大きなメリットは2つあります。1つ目は達成した記録が自分の自信になり快感につながっていきます。重要なポイントは数字です。今日は1万歩歩いた、今日は15分英語の勉強をした、ウォーキングを30日継続できた、などと数字が持つ威力は計り知れません。人は無意識に数字を意識するのです。これをプラスに捉えてモチベーション継続のための後押しにすることができます。

● 周囲に知らせる

　習慣化を成功させる他の重要なコツとして周囲に公言することも重要です。毎日の記録をX(旧Twitter)やInstagram、Facebookなどのソーシャルメディアに投稿することで「周囲から見られている」という感覚も継続を後押ししてくれるきっかけになることがあります。同じ目標に向かって励まし合ったり、継続を褒めてもらえる仲間の存在はプラスの効果を生み出し、挫折のリスクを軽減してくれます。

習慣化のためのお勧めアプリの紹介

❶ DotHabit

　習慣を達成するとドットがたまっていくので、どれだけ達成したか可視化が容易。カラフルでシンプルなデザイン。

❷ Habitify

　リマインダー機能、カスタマイズ可能、グラフやカレンダーで可視化が容易。

❸ 習慣スイッチ

習慣を達成したときにスイッチを押す感覚が楽しい。自分のタイミングでスイッチが元に戻る時間を設定可能。

❹ 継続する技術

「5分でできる1つの習慣を30日間行う」と決まっているため、始めやすく挫折しにくい。1つの習慣に特化

❺ みんチャレ

匿名の仲間5人で、チャットで励まし合いながら続けられる。程よい強制力。

参考文献

・Lally P, van Jaarsveld CHM, Potts HWW, Wardle J. How are habits formed: Modelling habit formation in the real world. Euro J Soc Psychol 40 : 998-1009, 2010

コミュニケーション・人脈作り

可能性を引き出してくれる周囲の刺激・ネットワーク作りの重要性

周囲とつながる

- ☑ 困っている同期がいないか周囲を見渡してみよう
- ☑ 「ピア効果」の強み！ 頑張っている仲間から良い刺激をもらおう
- ☑ 病院以外に飛び出して人脈を広げよう

身近な同期を大切にする

　研修医として最も多くの時間をともに過ごすことになる同期の存在はかけがえのないものです。あなたの周囲で困っていそうな同期はいませんか？　楽しい時間を共有することはもちろん、悩んだりつまずいたりしている同期がいたら積極的に手を差し伸べてあげましょう。特別に何か具体的な行動をしなくても、そっと話を聞いてあげるだけでも相手にとって力になることもあるはずです。周囲の置かれた状況を誰よりも早く察知し、自分が力になれることは何かを考えることで自ずと信頼関係が生まれてきます。簡単なことではありませんが、苦楽を共にした仲間の存在はその後の医師としての人生で大きな糧になります。

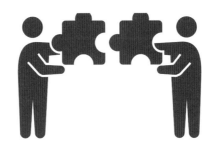

仲間から良い刺激をもらう

　皆さんはピア効果という言葉をご存知でしょうか。仲間や同僚がお互いに影響を及ぼす作用のことです。大きく分けて正のピア効果と負のピア効果があります。正のピア効果は仲間が頑張っている姿を見て、自分も頑張ろうとお互いが切磋琢磨することができる状態です。これにより、それぞれの能力や生産性を高める相乗効果を生むことができるようになります。チームとしての一体感や仕事への意欲を向上させることができるため、研修医としていかに正のピア効果を自分にうまく取り入れていくかは成長のために非常に重要な要素です。具体的な例としては、自分がやる気があり調子が良いときには問題にならないのですが、自分が伸び悩んでおり、やる気が低下したときに周囲の仲間が頑張っている姿を見ることで背中を押してもらえることがあります。仲間がコツコツと努力したり夢に向かって取り組んでいたりする姿からプラスの刺激を受けて自分も前に進むことができる可能性があります。

　もちろん、負のピア効果の存在も同時に把握しておく必要があります。周囲を意識するあまり自分と比較して劣等感を感じたりプレッシャーに感じたりすることでマイナスの結果を及ぼしてしまうことです。人と比べてしまうことは誰でもあることだと思いますが、自分にしかできないこと、自分の長所を見つけてうまく対処することが重要です。

人脈作りのコツ　～ネットワークの重要性～

　社会人になると、付き合う人の種類や数は学生時代と比較して大幅に変化します。社会人として人脈作りは非常に重要なスキルの1つです。研修医として身近にいる同期や上級医、職場での他職種のスタッフとの関わりが中心となりますが、自施設以外にも徐々にさまざまな関わりが増えてきます。オンライン勉強会の普及により、自施設以外の同年代の研修医とつながりを持てる機会が増加し、有名な指導医のレクチャーや講演が聞きやすくなったことは言うまでもありません。また、医療職に限らずさまざまな領域の人との出会いが、考え方や価値観の幅を広げ、何かしらの新しいアイデアを生み出すきっかけになることがあります。また、メンタリングの話とも重なりますが、自分のロールモデルや将来像を自施設以外で見つけることも可能です。若手部会を含めて国内・海外の学会で他の施設のメンター/メンティーのマッチングの取り組みを行っているところも増えています。

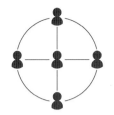

　医師として今後さまざまな活動を行ううえで、人脈やネットワークは非常に重要な力となります。これまでは個々の能力を高めることを重視してきた人も少なくはないと思います。もちろん個人の能力は必要不可欠ですが、社会人として有限な時間やリソースのなか、1人の力でできることは限られています。さまざまな分野の専門家や仲間とともにコラボレーションすることにより、より多くのことを成し遂げられるようになる可能性があります。

50 リーダーシップ

カリスマ性は必要なし？　誰にでも身に付けられる5つのコツ

#周囲を率いる

POINT

☑　リーダーシップはチームの1人ひとり全員に必要な能力である
☑　リーダーシップに必要な能力を理解しよう
☑　リーダーとしてのメンターを見つけよう

リーダーシップとは

　皆さんはリーダーシップと聞いてどのようなことを思い浮かべるでしょうか。カリスマ性のある有名な指導医や病院の院長など上に立つ人を想像するかもしれません。しかし、ここで強調したいのは、リーダーシップは必ずしも指導医や管理職にだけ当てはまるものではないということです。リーダーシップの定義は、目標達成のためにチームの行動を促す力のことです。「シェアド・リーダーシップ」と唱えられたりもします。つまり、誰か1人のカリスマによってなされるものではなく、その行動が周囲に良い影響を与え、チーム全員1人ひとりが主体的にそれぞれの能力や専門性や個性に対して相互作用を促した結果、チームの活性化につながり、成果を出していくことです。したがって、リーダーシップはチームの一員として誰にでも求められる能力だといえます。

研修医でもリーダーシップを学ぶことが必要であるか？

　近年、新入社員や若手の段階でリーダーシップ能力を身に付けるための試みが多くの企業や職場でなされています。医療現場においても、指導医から言われたことのみを実行するだけではなく、チームのために自ら考え、自ら決断し、自ら責任を広げることが患者さんへの医療の質を向上させることにつながったり、チームの生産性につながったりします。リーダーシップは、指導医やリーダーになってからいきなりに身に付くものではなく、数多くの経験を繰り返し習慣化させることにより培われる能力です。いくつかのコツを知ることにより、研修医でも若手医師でも誰もがリーダーシップの能力を身に付けることができます。

リーダーシップの種類と必要な能力とは

　米国の心理学者ダニエル・ゴールマンは、1995 年に発表した世界的ベストセラー『EQ・こころの知能指数』のなかで、リーダーシップを 6 種類に分類しました。

A：ビジョン型リーダーシップ(Visionary Leadership)：共通の夢に向かって人々を動かす
B：コーチ型リーダーシップ(Coaching Leadership)：個々人の希望を組織の目標に結びつける
C：関係重視型リーダーシップ(Affiliative Leadership)：人々を互いに結びつけてハーモニーを作る
D：民主型リーダーシップ(Democratic Leadership)：提案を歓迎し、参加を通じてコミットメントを得る
E：ペースセッター型リーダーシップ(Pacesetting Leadership)：難度が高く、やりがいのある目標の達成を目指す
F：強制型リーダーシップ(Commanding Leadership)：緊急時に明確な方向を示すことによって恐怖を鎮める

　自分がどのようなリーダーシップのタイプかを知ることはリーダーシップの能力を高めるために必要な要素です。

　また、リーダーシップには以下のようなさまざまな能力が必要になります。

・行動力・決断力
・コミュニケーション能力
・柔軟性
・誠実さ
・広い視野
・責任感
・発信力
・協調性
・謙虚さ
・精神的な安定

リーダーシップを高めるための5つのコツ

上記のリーダーシップの能力を高めるために、いくつかのコツを紹介します。

● 自分からリーダーとしての体験を多く積み重ねる

リーダーシップを発揮する経験はいろんな場面であります。例えば、毎日の病棟業務でのチーム内での仕事などから始まり、同期との勉強会の企画や院内外でのイベントなどチームで何かに取り組むという概念であれば場所や内容は何でも良いのです。リーダーとしてうまくいかなかった失敗や成功体験を積み重ねることにより、次第に効果的なリーダーシップを発揮できるようになります。

● リーダーとしてのメンターを見つける

優れたリーダーを観察しどのようなノウハウを持っているかを参考にしましょう。またメンターに自分のリーダーシップのパフォーマンスに対してフィードバックをもらうことは、自分の成長や改善点を客観的に評価してもらえるため非常に有用です。

● 自分の長所と弱点を振り返ってみる

上記のリーダーとして必要な資質のうち、どれが自分の強みでどれが自分の弱点であるかを明確にしましょう。これから磨いていかなければならないものを明らかにすることにより、より良いリーダーシップを発揮することができるようになります。

● リーダーシップを向上させるための研修に参加してみる

リーダーシップのための学習コースや研修が、全国各地で開催されています。無料のものから有料のものまでさまざま存在しますが、自分に合った手をつけやすいものから始めてみましょう。

● さまざまな人とコミュニケーションをとってみる

　リーダーシップにコミュニケーション能力は必要不可欠です。病院内の自分と気が合う人だけと過ごすのではなく、違う世界の人とつながりを持ち、価値観を広げることは重要です。さまざまな年齢層や背景を持つ人と関わってみましょう。

参考文献
・河野英太郎(著)：99％の人がしていない，たった1％のリーダーのコツ．ディスカヴァー・トゥエンティワン，2013
・綿貫　聡，高尾義明，錦織　宏(著)：医師として知っておくべきマネジメントとリーダーシップの鉄則24の訓え．丸善出版，2019
　　→医療現場でのリーダーシップの身に付け方、周囲とのコミュニケーション、マネジメントのスキルを学ぶのに非常に有用な一冊。
・石川　淳(著)：シェアド・リーダーシップ─チーム全員の影響力が職場を強くする．中央経済社，2016
　　→リーダーシップの能力は職場の誰もが必要であるということを丁寧に解説した1冊。効果的なリーダーシップの考え方を学ぶことができる。
・和足孝之(翻訳)，Sanjay Saint(原著)，Vineet Chopra(原著)：医療者のためのリーダーシップ30の極意．カイ書林，2022
　　→医療現場でのリーダーシップに関して、米国で有名なDr. SaintとDr. Chopraらがまとめた書籍の日本語翻訳版。リーダーシップ・スキルの具体的な学びが得られる一冊。

51 メンティーとしての心構え

メンターと良好な関係を築くための5つのテクニック

相談する

POINT

- ☑ メンターを持つことで得られるメリットを知ろう
- ☑ 異なる領域のメンターを複数持とう
- ☑ メンティーとして自らイニシアチブを取り積極的にコミュニケーションを取ろう

　近年多くの組織で導入されているメンター/メンティー制度。医療現場においても研修病院でメンター/メンティー制度を取り入れている病院が増えてきました。メンタリングとは、豊富な知識と経験を有した先輩（メンター）が後輩（メンティー）に対して思考や学習の成長を振り返り、個人やプロフェッショナルとしての幅広い意味での支援を行うことです。このメンター/メンティー制度は同じ診療科や部署内の先輩と後輩といった縦の関係性だけではなく、違う所属である斜めの関係であることも多いです。縦の関係性としての業務上の直接の指示や相談とは違って、斜めの関係から雑談や業務以外の事など気軽に相談しやすい立場として非常に重要な役割を果たします。

メンター制度のメンティーにとってのメリットとは

　メンター制度によりどのようなメリットがあるのでしょうか。メンティーとして以下のようなさまざまな機会を得ることができる点です。

- ・自分の進路選択、キャリア形成、ワーク・ライフ・バランスに対してさまざまな助言を得ることができる
- ・メンターの考え方や価値観を学ぶことで医師としての成長の機会を得る
- ・メンターのもつネットワークを通してキャリア形成上の選択肢が増える
- ・メンタルヘルスケアやアイデンティティ確立などの心理・社会的なサポートが得られる
- ・メンタリングを通してコミュニケーションや対人関係スキルの向上の機会を得る

メンターは１人ではない　異なる領域で最低５人持つ

　まず重要なことは、人生におけるメンターは１人ではないということです。さまざまな領域において自分が相談しやすい人、尊敬する人、ロールモデルになる人を複数見つけることが重要です。このような相談はこの人に聞くのが良い、この人のこういう部分は自分も真似してみたい、などどのような視点でも結構です。いつでも相談できるように自分から積極的に声をかけてみましょう。人間誰もが自分のことを慕ってくれ、相談してくれる後輩の存在は嬉しいものです。

メンターへの接し方のコツ

　メンター/メンティー制度が普及してきたなか、メンターとしての役割や必要なスキルについての書籍や情報は多く出回っています。しかしメンティーとしてどのような態度やスキルが必要かは依然情報が少ないです。そこで、皆さんがメンティーとしてこのメンター/メンティー制度にどのような心構えで望めば良いか、以下にいくつかのコツをご紹介します。

● 自らイニシアチブをとろう

　メンター/メンティー制度は主従関係と違い、上から一方的に働きかけるものでありません。あくまでメンティーである皆さんが中心です。したがって自ら積極的にメンターとコミュニケーションをとることが重要です。

● メンターに相談する前に事前準備をしっかりと行おう

　メンターが時間を設けあなたに会って話してくれるとします。そこでは自分が伝えたい内容や相談する内容を事前に整理してメンターに共有しておくことをお勧めします。できれば事前にメールを送る、口頭でも内容を伝えるといったことにより、限られた時間で的を絞った有意義な時間を過ごすことができます。自分がどこで悩んでいるか、今自分がどう考えているかをまずメンターと共有することでメンターにとってどのポイントで議論をすべきかが明確になります。

● メンターの時間を尊重しよう

　研修医の皆さんも忙しいですが、皆さんのメンターも同様に忙しいです。メンターはあなたのために貴重な時間を割いて接してくれていることをまずは頭に入れ、感謝しましょう。約束した時間に遅れることがないようにしましょう。そして終わりの時間を設定することも重要です。また予定していた時間に参加することができないとわかれば、早めに連絡をすることが重要です。

● 相談後には必ず挨拶を

　メンターとの相談が終わったら必ずお礼を述べます。忙しいなか時間を作ってくれたこと、さまざまなアドバイスをもらえたことへの感謝をメンターに伝えることで良好なメンター/メンティーの関係が生まれます。関係性は一度きりではなくその後も継続していくため、お互いがその後も気持ち良く関係を続けられるようにメンティーとしての姿勢やコミュニケーションは非常に重要です。

● メンターのアドバイスを喜んで受け入れ感謝しよう

　メンターの助言は貴重なものです。助言を受けた際に完全には理解できなかったとしても、しっかりメモを取り記録に残しておきましょう。時間が経ってようやくメンターの助言の意味がわかることがあります。また、メンターが言っていることが必ずしも正しいとは限らないこともあります。自分より先輩であるメンターもひとりの人間であり、完璧ではないことを理解する必要があります。そのような場合でも、メンターの存在自体に感謝することが何よりも重要です。

参考文献

・Chopra V, Woods MD, Saint S, et al：The four golden rules of effective menteeship. BMJ 354, 2016. doi：https://doi.org/10.1136/bmj.i4147
・Saint S, Chopra V：Five Questions Every Mentee Should Have an Answer To. Am J Med 133：779-780, 2020
・Chopra V, Vaughn V, Saint S：The Mentoring Guide：Helping Mentors and Mentees Succeed Paperback. 2019
・徳田安春(訳)：(日本語訳版)医療者のための 成功するメンタリングガイド. 医学書院, 2020
　→Dr. Saint、Dr. Chopra らによるメンティーとしての心得をまとめた重要な総説・書籍と徳田先生率いる群星沖縄臨床研修センターの先生方らが翻訳した日本語版も必読。

52 ストレスマネジメント

ストレスにうまく対処するためのコツ

自分に向き合う

POINT

☑ 研修医としての身体的・精神的なストレスの種類を知ろう
☑ ストレスが及ぼす影響について知ろう
☑ ストレスの適切な対処法について理解しよう

研修医のストレスとは

　皆さんは医学部卒業後、研修医としてのみならず、社会人1年目としてさまざまな新しい環境に身を置くことになります。そこでさまざまな身体的・精神的なストレスがかかってきます。長時間勤務、睡眠不足、プライベートな時間の不足、裁量権の低さ、人間関係、患者さんからのクレーム、過度な期待に応えるプレッシャー、将来の不安などキリがありません。また、短期間でさまざまな診療科をローテーションしなければならないため、慣れた頃には新しい環境に移動してまた一から人間関係を構築しなければなりません。研修医の皆さんが抱えるストレスは大きく分けて、①人間としてのストレス、②未熟な医師としてのストレス、③新米社会人としてのストレスの3つのタイプがあります。

❶ 人間としてのストレス

　膨大な労働時間やプライベートな時間の減少、睡眠時間の減少など心理的な負担がかかり慢性的な疲労を生み出すことがあります。

❷ 未熟な医師としてのストレス

　医師として患者さんから期待される役割や責任を果たさなければなりません。知らないことが多く、経験も浅いため自分で対処できる問題が少なく、多くのストレスを抱えることになります。

❸ 新米社会人としてのストレス

多くの研修医は短期間でさまざまな診療科をローテーションしなければならないため、慣れた頃には別の部署に異動することになります。新しい指導者や研修医を中心に、コメディカルのスタッフなどとも関係構築を短期間で繰り返し行わなければならないことは、研修医にとって非常にストレスがかかることです。

常に新しい環境に順応する能力が求められます。

▶ **研修医が抱えるストレス**

・長時間勤務
・睡眠不足
・プライベートな時間の不足
・裁量権の低さ
・人間関係
・患者さんからのクレーム
・過度な期待に応えるプレッシャー
・将来の不安

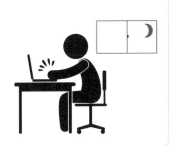

ストレスを抱えることで生じる負の影響

過剰なストレス状況が慢性的に続くと、どのような負の影響を及ぼしてしまうでしょうか。研修医自身のパフォーマンスの低下はもちろん、うつ病や燃え尽き症候群（バーンアウト）などが報告されています。

特にバーンアウトは近年注目されています。バーンアウトとは、仕事中に慢性的な対人ストレス要因に反応し続けることによって生じる心理的症候群のことです。これまでの研究で、日本における研修医のバーンアウトの有病率は18〜33％であると報告されています。バーンアウトは、研修医自身に感情の疲弊が起こるだけではなく、それによって患者さんに冷淡な態度を取ってしまったり、自身の仕事満足度が低下したりします。その結果、医療の質の低下、患者さんの満足度の低下、インシデントやアクシデントの原因になることもあります。

ストレス解消のテクニック

仕事で感じるストレスを軽減させたり解消したりする方法は人によって違うと思います。全国の研修医を対象とした、どのようにストレスを解消するかについての調査では、多い順に、睡眠をとる、会話をする、運動する、1人になる、買い物をする、食べるなどが挙げられました。以下に記すものの中で自分に合いそうなものを無理のない範囲で取り入れてみてください。

● 適度な運動をする

ストレッチやウォーキング、ヨガなど軽い有酸素運動を取り入れてみましょう。過度な運動は翌日に疲れとして残るため、自分に合った強度の運動を継続的に行うことが重要です。

● 十分な睡眠をとる

忙しい研修医の皆さんが当直で不規則な睡眠になることは避けては通れません。当直がない日はなるべく夜更かしをせず、できるだけ早めに就寝し、しっかりとした睡眠をとるようにしましょう。

● 栄養バランスの良い食事をとる

不規則な食生活になりがちな研修医にとって、いかにバランスの良い食事をとれるかどうかは極めて重要です。不足しがちなビタミンを野菜や果物で補いましょう。

● 趣味や娯楽を楽しむ

自分がリラックスできる趣味を持つことも重要です。ハードルが低く、空いた時間にいつでもできるような趣味や娯楽を楽しむ習慣を持ちましょう。

● 周囲に相談する

自分が抱えたストレスや悩みを1人で抱え込むのではなく、自分のことを理

解してくれる周囲に早めに相談しましょう。言葉にすることで悩みが軽減することがあります。

● 推奨できない方法

・暴飲暴食

身体的にも金銭的にも好ましくありません。内臓に負担がかかり睡眠不足につながる恐れがあります。

・過度な飲酒

過度な飲酒もかえってストレスとなり、睡眠の質を低下させます。翌日に疲れが溜まった状態だと仕事のパフォーマンスが低下します。

・喫煙

ご存知の通り、短期的にはストレスの発散になると思っても、その後のニコチン依存によりやめることが難しくなります。長期的にさまざまな疾患のリスクになるためお勧めできません。

・ギャンブル

さまざまな種類のギャンブルに走る人がいますが、金銭的な影響だけではなく精神的にも依存してしまう可能性が高いです。本業に影響を及ぼしてしまうことも少なくありません。

参考文献

・Matsuo T, Takahashi O, Kitaoka K, et al：Resident Burnout and Work Environment. Intern Med 60：1369-1376, 2021
・Haoka T, Sasahara S, Tomotsune Y, et al：The effect of stress-related factors on mental health status among resident doctors in Japan. Med Educ 44：826-834, 2010
・中村明澄，前野哲博（著）：研修医が抱えるストレス―実態と対処・予防法．Journal of Integrated Medicine 14：424-426, 2004
・Baldwin PJ, Dodd M, Wrate RW：Young doctors' health―I. How do working conditions affect attitudes, health and performance? Soc Sci Med 45：35-40, 1997
・Goebert D, Thompson D, Takeshita J, et al：Depressive symptoms in medical students and residents：a multischool study. Acad Med 84：236-241, 2009
・Maslach C, Leiter MP：Understanding the burnout experience：recent research and its implications for psychiatry. World Psychiatry 15：103-111, 2016
・Nishimura Y, Miyoshi T, Obika M, et al：Factors related to burnout in resident physicians in Japan. Int J Med Educ 10：129-135, 2019
・Miyoshi R, Matsuo H, Takeda R, et al：Burnout in Japanese residents and its associations with temperament and character. Asian J Psychiatr 24：5-9, 2016
・Nagasaki K, Seo E, Maeno T, et al：Diagnostic accuracy of the Single-item Measure of

Burnout（Japanese version）for identifying medical resident burnout. Journal of General and Family Medicine 23：241-247, 2022
・ビジネスマップ編集部，岡田　創（著）：仕事・人間関係のストレスを消す！　心の片付け術．SMARTGATE，2021
・樺沢紫苑（著）：今日がもっと楽しくなる行動最適化大全　ベストタイムにベストルーティンで常に「最高の1日」を作り出す．KADOKAWA，2021

53 アンガーマネジメント

怒りを抑えるための3つのテクニック

自分と向き合う

- ☑ 怒りは誰にでも生まれる防御反応であることを理解しよう
- ☑ 怒りは自分の理想や期待と現実とのギャップから生まれる
- ☑ 怒りを抑えるポイントは「べきをなくす」「6秒ルール」「数値化する」

　研修医の皆さんは普段の日常生活でどれくらいイラッとしたりムカッとしたりしますか。おそらく全くないという人はほんの一握りで多くの人は程度の差はあれ、イライラしたり怒りの感情を抱えたりすることがあると思います。社会人として皆さんが働く医療現場において、この怒りの感情をいかにコントロールすることができるかは重要なスキルといえます。

アンガーマネジメントとは

　アンガーマネジメントは1970年代に米国で生まれました。心理学者のレイモンド・ノヴァコ（Raymond Novaco）は1975年に「怒りを予防・制御するための心理的対処力」を提唱し、このアンガーマネジメントをモデル化しました。犯罪者に対する更生プログラムとして開発されましたが、その後怒りの管理の重要性やメンタルヘルスに対する社会の関心の高まりを背景として、ビジネス分野・教育分野・医療現場など多様な職場で重要視されています。特に医療現場においては、さまざまな価値観や背景を持った患者さんやその家族、また多くの職種の人と関わることになるため、自分の感情のコントロールが周囲へ与える影響は非常に大きいです。ノヴァコは「怒りは誰もが経験する感情だ。怒りが重大な懸念事項となるのは、それがあまりにも頻繁に、強烈に、長い時間、発生し続ける場合だけだ」と唱えています。つまり、怒りそのものを経験しないようにするのではなく、自分の中から生まれた怒りの感情に対し適切に対処することができるスキルを身に付けることが重要です。

アンガーマネジメントが必要な理由

　それではまず、アンガーマネジメントがどうして必要なのでしょうか。以下に具体的にみていきましょう。

● 医療現場において

●患者さんとのトラブルを減らすことができる

　怒りに適切に対処できないと、患者さんやその家族とトラブルを引き起こしてしまうことがあります。医療従事者の怒りは患者さんからの要求やクレームから発生することが多いですが、過度なトラブルに発展しないよう適切に対応する必要があります。詳細は別項44「クレーム対応力」をご参照ください。逆に患者さんや家族の訴えの背景にある感情を客観的に理解する手助けになることがあります。

●医療ミスの防止につながる

　研修医の皆さんが今後年次が上がるにつれ、後輩と一緒に働く機会が増えてきます。そんななか、チームの一員としてあなたが常にイライラしたり怒っていたりすると、周囲はあなたに何かを報告したり相談することが難しくなります。その結果、患者さんの情報の入手が遅れたり、報告してもらえなくなったりすることで患者さんのケアの質の低下につながります。最悪の場合、医療過誤にもつながる可能性があるため、医療安全の観点からも皆さん1人ひとりのアンガーマネジメントは非常に重要です。

●チームの生産性をあげることができる

　上記とも共通しますが、職場におけるミュニケーションという観点からチームの雰囲気や環境は生産性の向上に大きな影響をもたらします。皆さんが何かを頑張ろうと思ったとき、指導医が機嫌が悪く怒りやストレスに満ちた状態だとしたらどう思いますか。また、怒りは容易に伝染するため、皆さんが怒りに対処できないと結果的に周囲から自分自身が悪影響を受けることになります。したがって、より快適に生産的な仕事をしていくためにも怒りへの適切な対応が必要となってきます。

● 医療現場以外で

　私生活においても怒りが原因となって友人間・夫婦間・親子間などさまざまな人間関係がこじれることがあります。アンガーマネジメントを習得することで自分のストレスと相手のストレスを同時に減らすことができます。また、頻繁に遭遇するシーンとして、職場と私生活の間での怒りの持ち込みも非常に問題となります。例えば、朝から夫婦喧嘩をした後に職場で気分転換できずにイライラしたままチームや患者さんに当たってしまう、また逆に職場でのストレスや怒りを家庭に持ち帰って子どもや家族に当たってしまう、など、場所や環境をまたいでの怒りの連鎖はもってのほかです。

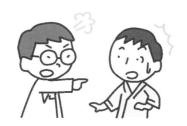

「怒り」への対応のテクニック

　それでは、どのように怒りに対して対応するべきか以下に具体的にみていきましょう。

● 怒りの発生のメカニズムを知る

　怒りの感情は人間だけではなく動物にも備わっている基本的な反応です。怒りとは目の前の脅威や敵から自分の身を守るために存在する防衛感情とも言い表されます。具体的には、自分が大事にする価値観や「〜すべき」という理想や期待と現実が異なる際に発生するマイナス感情です。例えば、あなたが誰かと待ち合わせしたときに相手が遅刻したとします。時間は絶対に守る「べき」とあなたが考えているとするならば、そこで怒りの感情が生まれるかもしれません。また医療現場において、あなたが患者さんを前に治療の説明を行った際に、患者さんから「この治療を拒否する」と言われたとします。あなたが、患者

は医師のアドバイスに従う「べき」という考えを持っていたとすると、患者さんの選択に対してマイナスの感情を持つかもしれません。この怒りの発生のメカニズムを知ることで、次に述べる怒りへの対処法の助けとなります。

●「べき」をなくす・見直す

　上に述べたようにあなたが元々持っている理想や期待が怒りの原因であることがよくあります。そこでこの自分が持つ「べき」という理想や期待を今一度見直してみましょう。それがそもそも自分が作ったルールで他人と異なるものであれば怒ること自体がエネルギーの無駄です。筆者は日本以外でさまざまな文化や国の人と出会うにつれ、いかにこれまで「べき」という固定観念が自分にあったかを振り返らされました。

● 6秒ルール、その他のアンガーマネジメントテクニック

　実際に怒りが生まれた際の実践的なテクニックとしてアンガーマネジメント協会でも提唱されている「6秒ルール」を紹介します。怒りが継続するピークは6秒間と言われ、怒りを感じた後に6秒待つことで、理性が働き冷静になることができます。6秒間待つのは慣れれば簡単ですが、最初は非常に難しいものです。そこで、以下のような他のテクニックと組み合わせることで効果的となります。以下が知られています。

●怒りの数値化（スケールテクニック）

　怒りそのものは目に見えない漠然としたものです。そこでイラッとした際に怒っているか怒っていないかの二択ではなく、自分がどれくらい怒りを感じているか1〜10までの数字に表してみましょう。これにより怒りの程度を客観的に判断する助けになり、必要以上に怒りすぎずにすみます。

●思考の停止（ストップシンキング）

　怒りを感じた瞬間に、すべての思考を止める方法です。心の中で「ストップ！」と呼びかけ、真っ白な何もない空間を思い描きます。思考を強制的に断ち切ることで、怒りの連鎖が防げます。

●言葉の復唱(コーピングマントラ)

自分の心の中で気持ちが落ち着く言葉を繰り返し唱えることです。「大丈夫」「問題ない」などの合言葉により気持ちを抑えることができることがあります。

●別のものへの意識の置換(グラウンディング)

目の前の怒りに対する感情をいったん放置し、別のことを考え意識をそらす方法です。意識の対象は何でも構いません。周囲の部屋のものに注目してみたり、楽しいことを考えてみたりする手法です。

●仕切り直し(タイムアウト)

どうしても上記の方法で怒りが収まらないときに、一度距離や時間を置いて仕切り直す方法があります。これは幼児教育でもよく取り入れられている手法です。

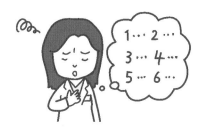

参考文献

・日本アンガーマネジメント協会ホームページ　https://www.angermanagement.co.jp
・戸田久実(著):アンガーマネジメント. 日経文庫, 2020
・安藤俊介(著):アンガーマネジメント入門. 朝日文庫, 2016
・日本医事新報社(編):医師のためのアンガーマネジメント. 2019
　→全国で活躍中の著名な医師 71 名のそれぞれのアンガーマネジメントの方法が描かれている貴重な 1 冊。研修医のみならずすべての医師に必読の 1 冊。

54 将来のキャリア選択

キャリアを選択するうえでの 3 つの軸とは

#自分と向き合う

- ☑ 3 つのキャリアの軸「Will」「Being」「Value」を理解しよう
- ☑ 多くの指導医にキャリア選択の理由を聞いてみよう
- ☑ 自分の強みを理解しよう〜レッドオーシャンとブルーオーシャン〜

　医師のキャリアは昔と比べて選択の幅が大幅に広がりました。医局に在籍する、関連病院で勤務する、開業する、といった従来の選択から、今では診療科はもちろん、ライフスタイルや価値観の大きな変化により、働き方や働く場所が医療界以外の業界と同様に多種多様化している背景があります。したがって、自分自身のキャリア軸をもとに、中長期的なキャリア形成を考えたさまざまな選択をしていく必要があります。このキャリアを選択するうえでいくつかのポイントをご紹介します。

選択肢は多種多様

　多くの初期研修医の皆さんにとってまずは診療科の選択から始まり、専門研修を大学で行うか市中病院で行うかを選択することになります。そもそも臨床医になるのか、あるいは研究者になるのか、大学院へ進学するかどうか、なかには留学を志す人もいるかもしれません。また、臨床医を選んだ場合、働く場所として大学病院・市中病院・クリニックなどが挙げられますが、どこにも所属せずにフリーで複数の場所で勤務する医師もいます。そして近年はこれら以外にも医師としての専門資格を武器としたベンチャー企業、製薬会社勤務、コンサルティング、行政や医系技官などさまざまな働き方を選ぶ医師も増えてきています。都心部あるいは地方で働きたいか、また女性は妊娠出産などのライフイベントもキャリア形成に大きく関与することになります。

202

● いつ進路を決めるか

　学生時代にすでに自分の進む診療科を決めてそれに向かって突き進んでいる人もいるかと思います。一方、初期研修医の間にそれぞれの診療科をローテーションすることによって、学生時代とは少し異なるイメージを診療科に対して持つようになる研修医も少なくありません。患者さんや指導医との出会いや新しく湧いてきた学問的興味、ローテーション中に感じたことが自分のキャリア形成に大きく関わることがあります。その結果、自分が選択する診療科がそれまでに希望していたものから変わることも度々あります。また、初期研修終了後に自分の選択した診療科から他の診療科に変更する人や、職種を変更する人もいます。したがって、進路選択に期限はありません。皆さんがそれぞれ置かれた状況・時代の変遷、考え方や価値観の変化によりいつでも自分のキャリアを修正・変更することが可能です。

● ライフイベント

　20代から30代、40代になるにつれ、さまざまなライフイベントが皆さんに起こってきます。仕事と家庭やプライベートとの両立、女性であれば妊娠・出産に伴う一時的な休職、そして男女ともに育児、親の介護などが問題になることもあります。その結果、自分がやりたいことだけではなく経済面やパートナーのキャリア、子どもの教育環境などのさまざまな要因を考えなければなりません。勤務形態や勤務場所などを含めて自分のキャリアに影響を与える可能性があります。

キャリアの選択を考えるうえでの「軸」

キャリアの「軸」を考えたときに大事にすべき要素である以下の3つを示します。

・Will：誰に対して自分が何をやりたいのか
・Being：自分はどうありたいのか
・Value：自分の強みは何か

● Will：誰に対して自分が何をやりたいのか

　皆さんがなぜ医師になろうと思ったかを今一度思い出してみてください。外科医として手術でたくさんの人を治したい、研究に関わることでより多くの人の命を救いたいなど、人それぞれさまざまな理由があると思います。進路の選択に迷ったときには原点に立ち返ることで選択することができた仲間もたくさんいます。自分がどのような人を対象にどのような仕事をすることが社会に対して貢献できるかを考えてみましょう。

● Being：自分はどうありたいのか

　上記の自分が何をやりたいかという実行内容と少し異なり、自分がどのような存在でありたいかという概念です。キャリアを考えるうえで Will が重要視されがちですが、この Being もそれ以上に重要です。例えば、「常に高い目標に対して挑戦し続ける自分でありたい」「患者さんに常に真摯な態度でありたい」「人に良い影響を与えられるような存在になりたい」「どんなときも謙虚でありたい」などさまざま挙げられます。この自分がどうありたいかという「軸」は最終的な自己肯定感につながっていきます。岡西徹先生は、書籍『若手医師のためのキャリアパス論—あなたの医師人生を 10 倍輝かせる方法』の中で将来の成功のためのキャリアパス形成のために、20 年後、7 年後、3 年後に自分がどうありたいかをイメージしてみることを勧めています。

● Value：自分の強みは何か

　自分が得意なこととそうでないことを判別し、医師としての自分の強みを有効に活かすことができるような分野を考えます。自分ではわからない人もいるかと思いますが、どのようなことに長けているか周囲の人に聞いてみるのも 1 つの方法です。不得意なことを一生続けるより、得意なことを楽しく続けていくほうが自分の幸福度も上がります。また、自分にしかできないことを見つけることにより、後に述べるブルーオーシャンという概念で活躍できる可能性が高まります。

さまざまな分野の人の選択理由を参考にしてみよう

　自分がどのようにキャリアを選択していくかうまくイメージできない人も少なくないと思います。そのような場合は、先輩たちがどのような「軸」でキャリアを選択してきたかを知ることで自分が選択する際の参考になることがあります。これは自分が興味を持つ診療科の先輩だけでありません。各ローテーションで接する多くの指導医の先生になぜそのキャリアを選んだかを聞いてみましょう。選択するうえでの「軸」を知ることが必要なのです。学問的興味、やりがい、自分に合っているかどうか、働きやすさ、将来性、収入などさまざまな「軸」をもった人の声が聞けると思います。このような人になりたいという身近なロールモデルも自分の進路選択のきっかけになることがあります。

レッドオーシャン vs ブルーオーシャン

　ビジネスの間で競争の激しい分野のことをレッドオーシャン、競争相手のいない未開拓の分野をブルーオーシャンと呼びます。どちらが良いということはありませんが、これらの違いを意識していることはキャリアを形成するうえで重要な要素です。医療分野におけるレッドオーシャンとは多くの医師が行っていること、つまりそれだけ多くの患者さんからの需要がある分野です。一方、ブルーオーシャンでは、前例やロールモデルがないため自分の将来的なキャリアを考えるうえで難しさに直面することがあるものの、自分にしかないスキルを広めやすい、自分の稀少価値を高めやすいなどさまざまなメリットがあります。ブルーオーシャンがどのような分野であるかを考えること、将来必要になってくる分野を想像することは容易ではありません。しかし、完全に新しい分野である必要はなく既存のものを組み合わせてみることも1つの手段です。

参考文献
・岡西　徹（著）：若手医師のためのキャリアパス論―あなたの医師人生を10倍輝かせる方法．メディカルレビュー，2016
・岡田　定（編）：あなたへの医師キャリアガイダンス．医学書院，2012
・STORY CAREER 社会人向け キャリアの軸の見直し方
https://storycareer.jp/self-analysis/2022/08/career_sw/

55 生涯学び続ける姿勢を

Life long learning のすすめ

☑ 生涯学習を通じて患者ケアの質の向上を目指そう
☑ 多くの人と出会い医療以外の問題にも関心を抱こう
☑ 謙虚な姿勢と習慣化を継続しよう

医師としての生涯学習とは

　医師としてなぜ生涯学習が必要なのでしょうか。これまで多くの受験勉強を乗り越えて、テストの点数や試験の合否といったわかりやすい目標のために頑張ってきた人も少なくないと思います。研修医対象のフィードバック面接のなかで、医学部を卒業して目に見える到達目標がなくなった、自分がちゃんと成長できているのか不安で仕方ない、と悩みを打ち明けてくれる先生がいました。

　このような問題は決して稀なことではありません。皆さんも少なからず目標を見失ったり将来の進路に悩んだりすることがあると思います。医師としての生涯学習は、これまでの学校を中心とする勉強から、患者さんや周囲の人との関わりのなかで学んでいく種類の異なる勉強が必要です。自分が医師としてどのように社会へ貢献できるかを考え、自分なりの人生の意味付けを行い、できるだけ具体的な目標を設定することが必要です。また自ら学び成長していく過程そのものにも意義を感じることも重要になってきます。

　医学は常に進歩し続けます。5年前に習得した知識がすっかり使えなくなることも稀ではありません。自分が今後専門とする領域の最新事項を更新することはいうまでもありませんが、専門としない領域に関してもこの姿勢は重要です。一医師として知っておくべき重要な事項を知ることに加え、専門領域以外の知見から自分の領域に応用するアイデアを得ることができる可能性があります。

1人の人間としての成長を

　日常臨床で患者さんと接する以上、日々の医学的知見のアップデートだけではなく社会人としての常識や教養も身に付ける必要があります。人の気持ちが

わかる人間としての温かみや優しさなどはすぐに身に付けられるものではありません。社会のさまざまな問題に関心を持ち、医療者以外の友人を多く持つことで多様な考え方を知ることは結果的に患者さんや家族の理解につながり、チームで仕事をするうえで円滑なコミュニケーションを図ることにつながる可能性があります。病院を飛び出してさまざまな人と出会ったり、これまで経験したことのない分野に挑戦してみたりすることも筆者はお勧めします。

生涯学習を続けるコツは謙虚な姿勢と習慣化

謙虚な姿勢を保ち続ける

　生涯学習を続ける1つ目のポイントは、謙虚な姿勢を大事にすることです。年齢を重ねるごとに価値観が定まり、新しいものを受け入れることが難しくなってくることは事実です。しかし、生涯学習のためには余計な固定観念を振り払い、新しいものを学んでいく姿勢が大事です。年齢や立場に関係なく、わからないことは教えてくださいと謙虚に言えるかどうかが、皆さんがさらに成長できるかどうかの分かれ目となります。

生涯学習のために習慣化のすすめ

　2つ目のポイントは学ぶ姿勢を習慣化することです。習慣化の具体的なコツは別項48「習慣化のコツ」を参考にしてください。毎日毎日の積み重ねが数年後、数十年後には大きな力になるはずです。長く続けるためにはできるだけ自分の中のルーチンに組み込み、特にアクセルを踏まなくても自然と続けられる仕組みを作ることです。1つひとつは小さな項目でも、長く継続することにより大きな変化へとつなげることができます。

参考文献

- American Medical Association：4 phases to making goal of lifelong physician learner a reality：https://www.ama-assn.org/education/accelerating-change-medical-education/4-phases-making-goal-lifelong-physician-learner
- Ding M, Babenko O, Koppula S, et al：Physicians as Teachers and Lifelong Learners. J Contin Educ Health Prof 39：2-6, 2019
- Teunissen PW, Dornan T：Lifelong learning at work. BMJ 336：667-669, 2008. doi：10.1136/bmj.39434.601690.AD.

◎ 聖路加国際病院での取り組み

　聖路加国際病院の主な研修医教育の取り組みの１つに、『内科レジデント
の鉄則』（医学書院）として書籍化されている、毎週土曜朝７：00-8：00に行
われる「内科コアカンファレンス」と呼ばれる伝統的な教育レクチャーがありま
す。その年の３人の内科チーフレジデントが例年のものを参考に扱うテー
マは年間スケジュールとして計画します。研修医はその年の３人のチーフレ
ジデントからそれぞれのスタイル・教育手法でレクチャーを受けることにな
ります。序文にも述べましたが、私が2014年に内科チーフレジデントを務
めていた際に、最後の５分を利用してビジネススキル・マナー講座を開催し
ました。全12回にわたって、研修医は名刺の受け渡し方から始まり、敬語、
メール、電話応対、クレーム対応、時間術、質問力などを学びました。実際
にロールプレイをしたりお互いの経験や失敗談をシェアしたりすることによ
りインタラクティブに行うことができ、楽しみながら研修医のみんなとビジ
ネススキルやマナーについて学ぶことができました。チーフレジデント終了
後も、病棟での研修教育において自分の本業である感染症分野における５分

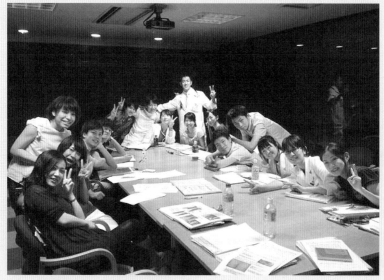

写真　内科コアカンファレンス
　　　（毎週土曜朝７：00-8：00）の最後の５分間を使ってビジネススキル・マ
　　　ナー講座を開催した様子。中央（白衣）が筆者

間ティーチングを実践すると同時に、時折このビジネスマナーやスキルに関する教育を織り交ぜ、特に1年目の研修医のみんなにビジネスマナーやスキルの重要性を認識してもらいました。

ビジネスマナー⑤ 電話応対のルール

気持ちよく要件を話すために

われわれの日常で毎日かかわる電話。
あと少しマナーを知っているだけで良くなるのにもったいないなぁと思う場面がいくつかあります。
みなさんも是非マスターして本日から実践しましょう。

ポイント①
「もしもし」
→ビジネスシーンでは必要ではない
「はい，研修医の松尾です.」「お電話かわりました，内科の松尾です.」
聞こえない場合「もしもし，もしもし」→×
「恐れ入ります」→○
明るく元気な声が感じの良いファーストトーク

ポイント②
電話は3コール以内が原則
無理だったら「(大変)お待たせしました」
3コール以上の場合「お待たせしました，研修医の松尾ですけれども」

ポイント③
心配りある言葉や表現
研修医「大変お待たせしました，研修医の松尾です.」
薬剤師「薬剤部の福井ですが今よろしいでしょうか.」
研修医「はい，いつもお世話になっております」
薬剤師「先生が処方したカロナールの量に関してですが…」

※「お世話様です」はNG
「お世話になっております」「お電話ありがとうございます」

ポイント④
電話を終えるときは「失礼いたします」
「はい，了解です，はい，はーい.」→×
繰り返しますが，了解ですはNG
→「分かりました(かしこまりました).それでは失礼いたします.」

ポイント⑤
電話を終える際には会話を終えて2,3秒待つ
せっかく実りある会話を行った後に最後にすぐ電話を切られたら
あまりいい気はしません.
→どんなに急いでいても忙しくても，最後の3秒を大事にしましょう！

おまけ

「わざわざ」という言葉
電話に限らず「わざわざ」という言葉は賛否両論ありますが，適切な場面で使用すると非常に効果的です。

Ex)
患者さんのご家族に対して「遠方からわざわざ来ていただいてありがとうございます」
→相手は非常に気にかけてもらえている感じを受けて悪い気はしない

図　ビジネススキル・マナー講座の資料

索引

テーマ別索引